U0288009

提高耐药肺结核

发现水平技术实践

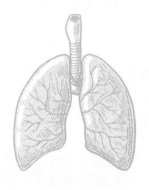

主　审	赵雁林
主　编	李仁忠　阮云洲　苏　伟
副主编	熊　英　范月玲　张宏伟　姜佳雯

编　委　（按姓氏笔画排序）

马丽萍	王　萌	王春蒲	田永东	白军林	刘卫平
刘月园	许德昌	阮云洲	苏　伟	李　华	李　玲
李仁忠	李建华	何昱颖	张天华	张宏伟	张重辉
张奕南	张彦萍	范月玲	郑建刚	赵雁林	钟　莉
姜佳雯	高　斌	高微微	黄　钦	曹洪敏	程庆学
曾　忠	谢　添	熊　英	熊德明		

人民卫生出版社

·北京·

版权所有，侵权必究！

图书在版编目（CIP）数据

提高耐药肺结核发现水平技术实践 / 李仁忠，阮云洲，苏伟主编. — 北京：人民卫生出版社，2022.7 (2022.12重印)
　ISBN 978-7-117-33309-2

　Ⅰ.①提…　Ⅱ.①李…　②阮…　③苏…　Ⅲ.①肺结核
－抗药性－研究　Ⅳ.①R521.05

　中国版本图书馆 CIP 数据核字（2022）第 110927 号

人卫智网	www.ipmph.com	医学教育、学术、考试、健康，购书智慧智能综合服务平台
人卫官网	www.pmph.com	人卫官方资讯发布平台

提高耐药肺结核发现水平技术实践
Tigao Naiyao Feijiehe Faxian Shuiping Jishu Shijian

主　　编：李仁忠　阮云洲　苏　伟
出版发行：人民卫生出版社（中继线 010-59780011）
地　　址：北京市朝阳区潘家园南里 19 号
邮　　编：100021
E - mail：pmph @ pmph.com
购书热线：010-59787592　010-59787584　010-65264830
印　　刷：北京虎彩文化传播有限公司
经　　销：新华书店
开　　本：710×1000　1/16　　印张：7
字　　数：84 千字
版　　次：2022 年 7 月第 1 版
印　　次：2022 年 12 月第 2 次印刷
标准书号：ISBN 978-7-117-33309-2
定　　价：45.00 元

打击盗版举报电话：010-59787491　E-mail：WQ @ pmph.com
质量问题联系电话：010-59787234　E-mail：zhiliang @ pmph.com
数字融合服务电话：4001118166　　　E-mail：zengzhi @ pmph.com

　　我国政府历来高度重视结核病防治工作，将结核病列为重大传染病加以控制。自 2001 年起，国务院下发了三个"全国结核病防治规划"，我国积极发现和治疗肺结核患者，取得了举世瞩目的成就。

　　然而，肺结核病原学阳性率和耐药肺结核发现率不高，是现阶段结核病防治工作的主要问题之一。究其原因，一是许多地区依赖于痰涂片、胸部 X 线检查和传统培养药敏技术；二是约 40% 县区配备了分子生物学耐药检测技术，但缺少相应的诊断流程和筛查经费，检测设备基本处于闲置状态；三是疾控部门和医院之间没有建立健全的合作机制，没有在工作层面上认真落实相关的保障措施。

　　《"十三五"全国结核病防治规划》中明确提出了肺结核病原学阳性率和耐药肺结核筛查率两个工作指标：肺结核病原学阳性率要达到 50% 以上，高危人群肺结核耐药筛查率要达到 95%，提高耐药肺结核病的发现水平。为此，我们开展了探索提高欠发达地区肺结核发现水平项目，以探索建立可行的应用分子生物学诊断技术提高肺结核和耐药肺结核发现水平的综合模式。本项目是在国家卫生健康委国际交流与合作中心和强生（中国）战略合作伙伴计划框架下公益性质的公共卫生项目，赛沛（中国）对此亦有贡献。该项目由中国疾病预防控制中心组织实施，从 2018 年 12 月 1 日至 2021 年 11 月 30 日为期三年，项目覆盖江西省赣州市、陕西省榆林市、山西省临汾市共 3 个地（市）的 22 个县，惠及人口约 1 000 万。通过三年的项目实施，提升了项目地区人员结核病防治的理念、技术和创新能力，建立了适合我国应用分子生物学技术的结核病诊断流程，实现了预期目标。为了进一步在全国推广项目的成功经验，中国疾病预防控制中心结核病预防控制中心组织专家从项目的设计、实施以及实施效果和经验等方面进行了系统总结，编写了本书，供各地参考使用。如有不当之处，欢迎读者提出宝贵意见。

编者

2022 年 4 月

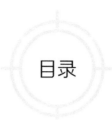

目录

| 第一章 |

概述

一、项目背景 …………………………………………… 002

二、实施活动 …………………………………………… 004

三、实施结果和产出 …………………………………… 006

四、主要经验 …………………………………………… 008

| 第二章 |

提高耐药肺结核发现水平实施细则

一、机构与职责 ………………………………………… 022

二、病原学阳性肺结核患者发现 ……………………… 025

三、耐药肺结核患者的发现 …………………………… 028

四、提升痰标本质量的措施 …………………………… 031

五、工作机制及综合措施 ……………………………… 036

六、老年人肺结核筛查 ………………………………… 038

七、质量保证 …………………………………………… 039

八、定点医院内部转诊机制 …………………………… 042

| 第三章 |

探索提高欠发达地区肺结核发现项目评估

一、项目概况 ……………………………………… 048

二、资料来源与方法 ……………………………… 050

三、项目的实施与结果 …………………………… 052

四、主要成就与经验 ……………………………… 101

第 一 章

概述

一、项目背景

我国政府高度重视耐药结核病（指利福平耐药）防治工作，近年来出台的《"十三五"全国结核病防治规划》把耐药高危人群和病原学阳性肺结核患者的耐药筛查率作为重要指标，不断加强实验室能力建设，扩大耐药结核病筛查范围。截至 2018 年年底，我国所有的省级及地市级结核病定点医疗机构/疾病预防控制机构均具备了传统（固体或液体）药物敏感性试验（简称"传统药敏试验"）能力和/或分子生物学耐药检测能力 [包括基因芯片、线性探针、熔解曲线、半巢式全自动一站式实时荧光 PCR（简称"半巢式 PCR"）等]，约 40% 的县（区）级结核病定点医疗机构配备了半巢式 PCR。通过"十三五"期间的努力，我国利福平耐药肺结核发现水平逐年提高；但与全球相比，仍处于较低水平。2018 年我国利福平耐药肺结核发现率仅为 22.8%，低于全球 39% 的平均水平。究其原因，从技术层面、政策保障层面，以及工作落实层面都存在许多问题。

（一）技术层面存在的问题

1. 部分地区耐药结核病诊断主要依赖于痰涂片发现阳性肺结核患者后进行传统药敏试验。由于痰涂片对结核分枝杆菌（*Mycobacterium tuberculosis*，MTB）检出的敏感度低（每毫升痰液中含 5 000～10 000 条结核分枝杆菌才能被检出），导致许多耐药肺结核患者不能被发现或延误发现。

2. 部分地区先用痰涂片发现阳性肺结核患者后，再用分子生物学技术（半巢式 PCR 等）进行耐药检测，没有充分发挥分子生物学技术检测结核分枝杆菌的优势（每毫升痰液中含 50～150 条结核分枝杆菌可被检出）。

3. 部分实验室对一例患者同时使用多种耐药检测技术检测，加重患者经济负担，造成许多患者拒绝检测。

4. 医护人员没有意识到痰检重要性，没有耐心细致地现场指导患者正确留痰，患者留痰质量有待进一步加强。

（二）政策保障层面存在的问题

自 2014 年起国家重大公共卫生项目结核病控制项目和部分地方财政提供了耐药筛查和购置实验室新诊断技术设备的经费，但这部分经费不足，尤其是经济欠发达的中西部地区的经费缺口更大。以至于目前我国县级结核病定点医疗机构分子生物学耐药检测技术推广应用不够，而且许多分子生物学耐药检测技术没有纳入医疗保险报销范围内，许多结核病定点医疗机构分子生物学耐药检测费用（600~800 元 / 次）基本上由患者自付，患者难以承担。

（三）工作落实层面存在的问题

国家重大公共卫生项目结核病控制项目提供的耐药筛查经费下发到地方后，虽然各地通过购买实验室诊断试剂或直接发放经费方式给予结核病定点医疗机构实验室检测补助，但许多地方没有很好地监督医疗机构对这部分试剂或检测补助经费的使用，没有进行质量控制，没有减免患者耐药检测费用。

针对以上问题，2018—2021 年，在国家卫生健康委国际交流与合作中心与强生（中国）战略合作伙伴计划框架下公益性质的结核公共卫生项目——"探索提高贫困地区肺结核发现项目"的支持下，中国疾病预防控制中心在江西省赣州市的 18 个县（区）、山西省临汾市的 2 个县和陕西省榆林市的 2 个县开展了探索提高经济欠发达地区肺结核发现水平项目，将分子生物学技术（半巢式PCR）和传统药敏试验结合，建立了肺结核和耐药肺结核诊断流程，并建立了相应的保障和工作机制，取得了较好的效果。

二、 实施活动

（一）建立耐药肺结核诊断流程

赣州市所辖县（区）级结核病定点医疗机构对就诊的肺结核可疑症状者进行胸部影像学和痰涂片（不能开展痰涂片检查的医疗机构只做胸部影像学检查）检查，对疑似肺结核患者留取合格痰标本进行半巢式 PCR 检测；临汾市项目覆盖的 2 个县人口少、结核病患者少且不具备半巢式 PCR 检测技术，榆林市项目覆盖的 2 个县不具备半巢式 PCR 检测技术，这些项目县每周运送 1 次痰标本到地市级定点医疗机构进行半巢式 PCR 检测。

（二）建立保障机制

结核病定点医疗机构对发现的疑似肺结核患者开展免费的半巢式 PCR 检测，检测试剂第一年和第二年由项目提供。为了保证项目结束后该项工作的可持续发展，项目第三年的检测试剂由国家重大公共卫生项目结核病控制项目和省级专项经费提供。因半巢式 PCR 检测免费，由项目对开展半巢式 PCR 检测的医疗机构补偿其开展半巢式 PCR 检测所需的水电费用和人力成本，如开展 1 例半巢式 PCR 检测可以给予 50 元人民币补助。

（三）建立工作机制

工作机制是提高病原学阳性肺结核和耐药肺结核发现的保证，需要建立和完善以下工作机制：

1. **建立组织协调和相应的执行机构** 建立了省、地市级由卫生行政部门主管领导为组长，疾控中心主任和医院院长为成员的领导小组，以及相应的执行机构，以便更好地进行项目组织和实施。

2. **建立地市级与县级结核病定点医疗机构合作机制** 地市级结核病定点医疗机构及时将本单位半巢式 PCR 检测结果发给患者所在区县的结核病定点医疗机构，做好患者信息登记工作。

3. **建立县级综合医疗机构与县级结核病定点医疗机构的合作机制** 县级结核病定点医疗机构定期到综合医疗机构收集疑似肺结核患者痰标本进行半巢式 PCR 检测。

4. **建立督导质控工作机制** 地市级疾病预防控制机构每季度对结核病定点医疗机构免费开展的半巢式 PCR 检测工作等进行督导检查，根据检查情况发放半巢式 PCR 检测补助费用（即开展 1 例半巢式 PCR 检测给予 50 元人民币补助）。

5. **建立规范留取痰标本制度** 对结核病定点医疗机构的临床医生和护士进行痰检重要性和正确留痰方法的系统培训，使其掌握留取合格痰标本的正确操作方法。门诊建立规范取痰的制度，临床医生对发现的每例疑似肺结核患者开具查验单，门诊护士要在现场耐心指导患者采用正确留痰方法留取合格痰标本。如果患者不能自主留痰，则护士应帮助患者采用辅助留痰方法，以留取合格痰标本。

如能基于以上工作机制，可以保证对发现的疑似肺结核患者开展半巢式 PCR 检测的比例，提高病原学阳性肺结核和耐药肺结核的发现水平。

三、实施结果和产出

（一）疑似肺结核患者半巢式 PCR 检出结核分枝杆菌的比例明显高于痰涂片

项目实施期间，项目地区疑似肺结核患者半巢式 PCR 检查率逐年上升，赣州市从项目第一年的 82.29% 增加至项目第三年的 98.61%，临汾市项目县从项目第一年无半巢式 PCR 设备增加至项目第三年的 97.37%，榆林市项目县从项目第一年的 56.76% 增加至项目第三年的 80.65%。项目实施期间，疑似肺结核患者半巢式 PCR 检出结核分枝杆菌的比例比痰涂片有明显提高，赣州市提高了 10.24 个百分点；临汾市项目县提高了 47.48 个百分点；榆林市项目县提高了 27.00 个百分点。

（二）涂阴肺结核应用半巢式 PCR 大幅提高结核分枝杆菌的检出比例

项目实施期间，涂阴肺结核患者半巢式 PCR 检查的比例比实施前大幅提高，涂阴患者中检出结核分枝杆菌的比例也相应大幅增加。赣州市涂阴患者半巢式 PCR 检查比例从实施前的 12.43% 提高到实施后的 82.44%，检出结核分枝杆菌患者占涂阴患者的比例也相应从 3.86% 增加到 22.03%，肺结核中检出结核分枝杆菌的比例从实施前的 46.13% 提高到实施后的 58.59%。临汾市项目县涂阴患者半巢式 PCR 的检查比例从实施前的 0 提高到实施后的 73.58%，检出结核分枝杆菌患者占涂阴患者的比例从 0 增加到 35.85%，肺结核中检出结核分枝杆菌的比例从实施前的 24.73% 提高到实施后的 46.80%（78.13% 来自地市级定点医院）。榆林市项目县涂阴患者半巢式 PCR 的检查比例从实施前的 0 提高到了实施后的 53.26%，检出结核分枝杆菌患者占涂阴患者的比例从 0 增加到 28.26%，肺结核中检出结核分枝杆菌的比例从实施前的 10.60% 提高到 45.37%。

（三）耐药筛查率及利福平耐药患者发现数明显增加

项目实施后，由于半巢式 PCR 的广泛应用，病原学阳性肺结核患者耐药筛查率大幅度提高，发现了更多的利福平耐药患者。

赣州市病原学阳性肺结核患者耐药筛查率从实施前的 48.41% 提高到实施期间的 96.83%，其中 99% 使用了半巢式 PCR 的快速检测方法，发现的利福平耐药患者从实施前平均每年 95 例增加到实施后平均每年 142 例，增幅平均达到 49.47%。

临汾市项目县自项目第二年以来，耐药筛查率从实施前 21.74% 提高到实施期间的 89.04%，其中 100% 使用了半巢式 PCR 的快速检测方法，发现的利福平耐药患者从实施前 3 年累计仅为 1 例增加到实施后 3 年累计 3 例。

榆林市项目县耐药筛查率从实施前的 16.67% 提高到实施期间的 89.47%，其中 100% 使用了半巢式 PCR 的快速检测方法，发现的利福平耐药患者从实施前 3 年累计仅为 2 例增加到实施后 3 年累计 13 例。

（四）涂阴肺结核中利福平耐药患者发现明显增加

涂阴肺结核患者应用半巢式 PCR 检测后，相当比例的患者还可以检出结核分枝杆菌，对这些患者还可以检测利福平耐药性，从而提高涂阴肺结核患者利福平耐药的发现水平。项目实施期间，赣州市每年发现的利福平耐药患者中，有 15.14% 来自涂阴患者。临汾市项目县发现的利福平耐药患者中，有 25% 来自涂阴患者。榆林市项目县则有 40% 来自涂阴患者。

（五）耐药肺结核诊断时间明显缩短

半巢式 PCR 检测大大缩短了项目地区利福平耐药的诊断延误时间。赣州市 426 例进行半巢式 PCR 检测的利福平耐药患者当天就可以获得耐药结果，所需中位时间为 0（0，3）天，远低于传统药敏试验所需的 2 ~ 3 个月时间。

（六）项目产出丰富

项目开发的耐药结核病诊断流程被纳入《中国结核病预防控制工作技术规范（2020 年版）》和《中国结核病防治工作技术指南》，要求全国各地推广应用。此外，该诊断流程经过修改完善后，制定了《利福平耐药肺结核诊断流程》，被列为中国防痨协会团体标准发布。

项目在《中国防痨杂志》2021 年 12 月发表了 8 篇文章，并在中国防痨大会 2021 年第 33 届学术大会上进行学术交流，受到了广泛好评。

四、 主要经验

1. 要提高耐药肺结核的发现水平，应将耐药筛查工作关口前移至县区级结核病定点医院。县区级结核病定点医院应具备操作简便、同时开展结核分枝杆菌和耐药性检测的分子生物学技术。

2. 对于人口少、结核病患者少的个别县级定点医疗机构，可不配分子生物学检测设备，发挥区域性结核病实验室的作用，将痰标本运送到地市结核病定点医疗机构，进行结核分枝杆菌及其耐药性检测。

3. 建立应用分子生物学技术的耐药结核病诊断流程。扩大筛查范围，对疑似肺结核患者留取痰标本，应用分子生物学技术进行结核分枝杆菌及其耐药性检测，最大限度地提高病原学阳性肺结核和耐药性肺结核的发现水平。

4. 建立相应的保障机制。分子生物学耐药检测技术费用应由国家和地方财政共同承担，保证对疑似肺结核患者免费开展检测。

5. 建立工作机制。加强医防合作、信息传递和相互转诊，提高相应的信息登记工作；建立规范留痰制度，以提高患者留痰质量，保证患者的及时发现；通过加强对定点医院免费筛查的督导质控，保证患者免费耐药筛查工作的顺利开展。

6. 项目提示有必要进一步研究综合性医院在肺结核发现中的作用。

7. 对新设立结核病诊疗机构的地区要建立异地转诊机制，做好转诊、追踪和患者的属地化管理工作。

Executive Summary

Background

The Chinese government attaches great importance to the prevention and control of drug-resistant tuberculosis (specifically referred to as rifampicin-resistance tuberculosis, hereinafter called DR-TB). In the recently released *the 13ᵗʰ Five-Year National Plan for Tuberculosis Control*, the drug resistance screening rates among the populations at high risk for DR-TB and bacteriologically confirmed pulmonary tuberculosis (PTB) patients have been considered as key indicators respectively, and measures were planned to continuously strengthen laboratory capacity and expanded the coverage for DR-TB screening. By the end of 2018, all TB care facilities and institutions of disease prevention and control at the provincial and prefecture levels possess the laboratory capacity for performing conventional drug susceptibility testing (DST) using solid or liquid medium (hereinafter referred to as *conventional DST*) and/or molecular diagnostic testing for the detection of drug resistance that may include gene chips, linear probes, melting curves, GeneXpert MTB/RIF (referred to as the Xpert MTB/RIF), and nearly 40% of the county (district)-level TB care facilities in China are equipped with Xpert molecular diagnostics systems. The efforts made during the period of *the 13th Five-Year Plan* resulted in incremental annual increases in the detection of rifampicin-resistant TB (RR-TB) all over the country, which, however, are relatively low when compared with other countries at the global level. In

2018, the detection rate of RR-TB in China was only 22.8%, which was much lower than the global average of 39%. The underlying reasons for such discrepancies are found associated with unresolved gaps in the adopted diagnostic technology, supportive policies, and field implementation.

The gaps in adopted diagnostics technology: Firstly, DR-TB diagnosis in some parts of China mainly relies on conventional DST for the patients diagnosed with sputum smear-positive. Detection of Mycobacterium tuberculosis(MTB) is compromised due to the low sensitivity of sputum smear microscopy (it needs 5,000 to 10,000 bacilli per milliliter of sputum specimen to detect MTB), which, therefore, may lead to significant underdiagnosis or diagnosis delay for DR-TB. Secondly, in some areas of the country, sputum smear microscopy is used as the initial test and the smear-positive patients are further tested for DR-TB using molecular diagnostics like the Xpert MTB/RIF, which failed to maximize the potential impact of molecular diagnostic tests which only need 50 to 150 bacilli per milliliter of sputum specimen to detect Mycobacterium TB Complex. Thirdly, some laboratories performed multiple DR-TB screening tests for each patient all at once, which may have significantly increased the economic burden on patients, leading to many cases of denial for testing. The last but not least, health care providers, who may have limited awareness of the importance of sputum tests, didn't explain patiently and carefully to the patients on the spot, which may result in poor quality of sputum specimens collected for testing.

The gaps in supportive policies: Since 2014, the National Significant

Public Health Program – TB Project (NSPH-TB) and some local governments have been allocating funds for DR-TB screening and procurement of new laboratory diagnostics, but these funds are far less than enough, especially in the economically underdeveloped central and western parts of China. Therefore, the introduction and use of molecular diagnostics for DR-TB testing at the county-level TB care facilities is limited. In addition, many of the molecular diagnostic tests for the detection of drug resistance are not covered by medical insurance schemes. At many TB care facilities, patients had to pay out of pocket for molecular diagnostic testing (which costs 600 ~ 800 Yuan for each test performed) and may find it difficult to afford.

The gaps in field implementation: Using the NSPH-TB funding for DR-TB screening, the local governments subsidized the TB care facilities by procurement and provision of laboratory testing kits or directly distributed them with cash. Nevertheless, no proper monitoring and supervision were conducted to ensure effective use of the allocated resources, and there were neither quality assurance measures in place nor reduction or waiver of DR-TB testing fees for patients.

In response to the issues above, the Chinese Center for Disease Control and Prevention and the International Exchange and Cooperation Center of the National Health Commission, in partnership with Johnson, carried out in 18 districts and counties in Ganzhou City, Jiangxi Province, and two counties in Linfen City, Shanxi Province and two counties in Yulin City, Shaanxi Province between 2018—2021, a pilot project which was aimed at strengthening detection of PTB cases in the economically underdeveloped social settings. By integrating molecular diagnostic (the Xpert MTB/RIF) with conventional DST, developing proper diagnosis algorithms for pulmonary TB/DR-TB, and establishing enabling policies and mechanisms, the project achieved positive outcomes.

Intervention Activities

Establishing proper algorithms for the diagnosis of RR-TB

In Ganzhou City, the designated TB care facilities at the county or district level conducted chest imaging and sputum smear microscopy for the walk-in patients who had signs of PTB symptoms (The facilities which could not perform sputum smear tests conducted chest imaging only) and initiated Xpert MTB/RIF tests using good-quality sputum specimens provided by presumptive TB patients. In the two counties in Linfen City and two counties in Yulin City covered by the project, the designated county- or district-level TB care facilities were not equipped with the Xpert diagnostic systems and therefore, had their sputum specimens transported once a week to the municipal-level TB care facilities for the Xpert MTB/RIF testing.

Establishing enabling mechanisms

Designated TB care facilities provided presumptive PTB patients with free Xpert MTB/RIF testing, with the reagent testing kits contributed by this project in Year One and Year Two and through NSPH-TB and provincial-level TB fund in Year Three. For the TB care facilities providing Xpert MTB/RIF testing for free, this project subsidized their costs of water, electricity, and human resources incurred therefrom. For example, an allowance of 50 Yuan was provided for each

Xpert MTB/RIF test performed.

Creating appropriate operating mechanisms

Proper operating mechanisms, which provide a good foundation for strengthening the detection of bacteriologically positive pulmonary TB/DR-TB, were created and improved as follows:

1) Set up clear structures for organization, coordination, and project implementation. Project steering committees were established at the provincial and prefecture-level, with directors of the related centers of disease control and prevention and hospitals as members and the responsible chief officials of the public health departments as team leaders. Implementing agencies were appointed to move fieldwork forward.

2) Created sound mechanisms for the vertical collaboration between the TB care facilities at the prefectural and municipal levels and the ones at the county level. For the Xpert MTB/RIF testing performed at the facility, the prefecture- and municipal-level TB care facilities would provide the testing results promptly, to the responsible county-level TB care facilities where the tested patients were from. By so doing, they could strengthen the proper registration of the diagnosed TB patients.

3) Established appropriate mechanisms for horizontal cooperation between the general hospitals and TB care facilities at the county level. County-level TB care facilities would regularly collect sputum specimens of presumptive PTB patients from the local general hospitals and perform Xpert MTB/RIF testing with them.

4) Established a mechanism for supervision and quality control.

Quarterly, the TB care facilities would receive supervision and inspection of the free facility-based Xpert MTB/RIF testing from the prefecture-level institutions of disease prevention and control and may be granted the allowance accordingly, i.e. 50 Yuan for each Xpert MTB/RIF test performed.

5) Institutionalized standard operating procedures (SOPs) for collecting sputum specimens. The clinicians and nurses in designated TB care facilities were sensitized through comprehensive training on the importance of sputum tests and proper ways to collect quality sputum specimens. SOPs for collecting sputum specimens were implemented at the outpatient divisions - Clinicians would order sputum tests for each of the presumptive TB patients, and the nurses would provide careful explanations and instruction to the patients on the spot in order to help them provide good-quality sputum specimens. If the patient could hardly produce sputum on their own, the nurses would initiate induced procedures to facilitate the collection of sputum specimens.

With the above-mentioned measures put in place, we are most likely to achieve increased uptake of the Xpert MTB/RIF testing service by presumptive TB patients and improved detection of bacteriologically confirmed PTB and RR-TB.

Results and Achievements

MTB detection using Xpert MTB/RIF testing in presumptive PTB patients was significantly higher than smear microscopy.

Throughout project implementation, Xpert MTB/RIF assay was increasingly used for testing presumptive PTB patients in all the project areas. In Ganzhou City, the use of the Xpert MTB/RIF test among the presumptive PTB patients increased, from 82.29% in Year 1 of the project, to 98.61% in Year 3 of the project; in the two project counties of Linfen City, from 0 in Year 1 (no Xpert diagnostic available) to 97.37% in Year 3, and in the two project counties of Yulin City, from 56.76% in Year 1 to 80.65% in Year 3; and Compared with detection using smear microscopy, MTB detection using Xpert MTB/RIF assay was significantly higher. Throughout the project years, the rate of detection using Xpert testing was increased by 10.24% in Ganzhou City; 47.48% in the project counties of Linfen City; and 27.00% in the project counties of Yulin City.

MTB detection in smear-negative PTB patients significantly improved due to the use of Xpert MTB/RIF

Compared with the baseline, Xpert MTB/RIF testing in smear-negative PTB patients was significantly increased and resulted in dramatically improved MTB detection. In Ganzhou, Xpert testing and MTB detection in smear-negative PTB patients were increased, from 12.43% and 3.86% at baseline to 82.44% and 22.03% after intervention, respectively. MTB detection among PTB patients was increased from 46.13% at baseline to 58.59% after intervention. In the two project counties of Linfen City, the use of the Xpert MTB/RIF test and MTB detection in smear-negative patients were increased from 0 and 0 at baseline to 73.58% and 35.85% after intervention respectively. MTB detection among PTB patients was 24.73% at baseline and then increased up to 46.80% (78.13% of which contributed by the prefecture- and municipal-level TB care facilities) after intervention. In the two project counties of Yulin, the use of Xpert MTB/RIF test and MTB detection in smear-negative patients were 0 and 0 at baseline respectively and increased up to 53.26% and 28.26% after project implementation. MTB detection among PTB patients was increased from 10.60% at baseline to 45.37% after intervention.

DR-TB screening and detection of resistance to RIF remarkably improved

In the project areas, more RR-TB patients were identified after Xpert MTB/RIF tests were widely used to screen bacteriologically positive TB patients for the detection of resistance to RIF.

Ganzhou achieved a significant increase from 48.41% at baseline, with 96.83% of the bacteriologically positive patients screened for the detection of resistance to RIF, 99% of whom were tested using Xpert MTB/RIF. The average number of RR-TB patients detected each year was 142 cases after intervention, which significantly increased by 49.47% from 95 at baseline.

In the project counties of Linfen City, the DR-TB screening rate increased from the baseline of 21.74% to 89.04% since the second year of project implementation, with Xpert MTB/RIF adopted for DR-TB screening exclusively. The accumulated number of RR-TB patients increased from a single case only at baseline (for the three years prior to project intervention) to 3 (for the three years after the intervention).

In the project counties of Yulin City, DR-TB screening was provided to 89.47% of the bacteriologically confirmed TB patients with a significant increase from 16.67% at baseline. All the patients screened for DR-TB were tested using Xpert MTB/RIF, with the accumulated total of identified RR-TB patients increased to 13 (for the three years since project intervention) from two cases only at baseline (for the three years prior to project intervention).

Detection of RR-TB in smear-negative PTB patients significantly increased

The use of Xpert MTB/RIF can be instrumental in identifying rifampicin resistance while detecting MTB among smear-negative PTB patients, which would improve the detection of RR-TB in smear-negative PTB patients. In terms of the number of RR-TB patients detected each year, the project saw 15.14%, contributed from smear-negative patients in Ganzhou；25%, in the project counties of Linfen; and 40%, in the project counties of Yulin respectively.

The time gap for diagnosis of RR-TB sharply shortened

Compared with all other diagnostic tests, Xpert MTB/RIF significantly reduced the delay in diagnosis of resistance to RIF in the project areas. For the 426 RR-TB patients tested by Xpert MTB/RIF in Ganzhou City who could actually obtain their results on the day of testing, the median diagnostic delay was zero day (0, 3), which is far below two to three months needed for conventional DST.

Impactful outcomes achieved

The DR-TB diagnosis algorithm developed by this project was included in China's *National Technical Standards for TB Prevention and Control* (2020 Edition) and *National Technical Guideline for TB Response*, which made it possible to be scaled up to all over the country. In addition, the streamlined algorithm was later reformulated as *the Algorithm of Diagnosis of RR-PTB* endorsed by the China Anti-TB

Association as part of Its Group Code of Professional Practice for TB Care.

The achievements made by this project gained positive recognition from the wider community of TB care professionals in China. In 2021, this project contributed eight published papers for the December issue of *Chinese Journal of Anti-Tuberculosis*. In the same year, experiences from this project were extensively shared and discussed during the 33rd National Conference of China Anti-TB Association.

Key Lessons learned

1. DR-TB screening should be initiated upfront at the county-level TB care facilities in order to significantly improve detection of pulmonary DR-TB cases. The county-level TB care facilities should be equipped with molecular diagnostics that are easy to operate and can detect MTB and drug resistance at the same time.

2. Procurement of molecular diagnostics may not be necessary for the county-level TB care facilities in a local setting of limited numbers of population and TB patients. Instead, they are recommended to transport sputum specimens of the presumptive TB patients to the prefecture- and municipal-level TB care facilities for the detection of MTB and drug resistance, which will maximize the potential impact of the regional TB laboratories.

3. Sound algorithms for the use of molecular diagnostic test for TB detection should be developed. In order to maximize the level of detection of bacteriologically positive pulmonary TB/DR-TB, it is recommended to expand the coverage for TB screening and collect

sputum specimens from all presumptive PTB patients to detect MTB and drug resistance using molecular diagnostic tests.

4. Establishment of an enabling mechanism is critical. The national and local governments should share the cost incurred from use of molecular diagnostic tests so that molecular testing can be accessible freely to presumptive TB patients.

5. Establishment of a sound working mechanism is fundamental. The following are recommended: hospital-disease prevention institution collaboration, communication, and mutual referral should be promoted, and patient information registration should be improved; SOPs for collection of sputum specimens should be established to improve the quality of collected sputum specimens to maximize TB detection without delay, and the free DR-TB screening services provided by the TB care facilities should be closely monitored with quality control measures taken to ensure ongoing provision of quality DR-TB screening services to patients.

6. Further studies are needed to understand the particular role of general hospitals in the detection of pulmonary TB cases.

7. For the areas where TB care facilities are newly built, proper mechanisms for patient referral across regions should be established to strengthen successful referral, follow-up, and management of the TB patients where they need care.

第 二 章

提高耐药
肺结核发现水平
实施细则

一、机构与职责

（一）建立组织机构

1. **领导机构** 省、地市级设立由卫生行政部门主管领导为组长，疾控中心主任和医院院长为成员的领导小组。

2. **执行机构**

（1）省级疾病预防控制机构：省级疾病预防控制机构（结核病防治所）负责本省的组织、协调和管理，指定专人负责肺结核患者发现的管理和实施。

（2）地市级疾病预防控制机构：地市级疾病预防控制机构设立工作组，具体负责组织、管理和协调。主任为疾控中心主任，成员包括分管主任、办公室、结核病防治科、参比室、财务科等相关部门的主任。

（3）地市级结核病定点医院：地市级结核病定点医院设立工作组，具体负责实施和技术指导。办公室主任为医院院长，成员包括分管院长、院办、医务科、结核科、实验室、院感科、财务科、医保办等相关部门主任。

（4）县（区）疾病预防控制机构和定点医院：指定专人负责日常组织、管理和协调。

（5）乡镇卫生院/社区卫生服务中心，村卫生室/社区卫生服务站：指定专人负责患者的督导管理和健康教育工作。

（二）机构职责

1. **领导机构**

（1）负责肺结核及耐药肺结核发现工作的领导与协调，发挥领导职能并出台相关的政策和文件等保证患者发现的顺利实施。

（2）在人力资源保证、医保落实、医院和疾控中心必要的工作经费以及社区的日常工作经费等方面提供必要的支持。

（3）协调医保、民政、财政、物价、卫生系统内部（医院、疾控中心、社区等）等相关机构，以保证各相关机构在肺结核和耐药肺结核发现过程中紧密配合，相互协作。

（4）考核执行相关机构履职情况并且对其工作进行督促和检查。

2. 执行机构

（1）省级疾病预防控制中心（结核病防治所）

1）根据国家结核病防治要求，制订全省的肺结核和耐药肺结核患者发现工作计划；收集、核对、分析和反馈患者发现相关信息。

2）开展相关培训、技术指导，为肺结核患者发现提供技术支持。

3）组织开展督导、评估和质量控制工作，以及经费拨付、使用和管理工作。

4）完成相关其他任务。

（2）地市级疾病预防控制中心

1）根据省级肺结核患者发现要求，结合当地实际情况，制订本市的患者发现工作计划，并组织实施。

2）与医疗机构合作，做好患者入院以及出院后的衔接工作。

3）开展相关人培训、技术指导、督导及评估工作。

4）相关信息收集、整理、汇总分析和登记报告。

（3）地市级定点医院

1）在人力资源、经费等方面保证肺结核患者发现的顺利实施。

2）负责为住院耐药肺结核患者提供诊断、治疗和管理。

3）负责耐药肺结核患者住院期间病历书写和相关表卡的填写。

4）与结核病防治机构合作，做好耐药肺结核患者入院以及出院后的衔接工作。

5）负责对患者开展健康教育工作。

6）保证病房和实验室等场所符合感染控制要求，加强工作人员防护，确保生物安全。

7）负责患者的资料收集、整理和登记报告。

（4）县（区）疾病预防控制中心（结核病防治所）和定点医院

1）负责就诊肺结核患者耐药筛查，如果不能开展耐药筛查，将涂阳肺结核患者的痰标本送至地市级定点医院进行细菌学和耐药性检查。

2）推荐和追踪确诊的患者到定点医院就诊。

3）负责落实对耐药肺结核患者出院后直接面视督导服药的组织与实施、并督促患者定期到地市级定点医院进行随访。

4）开展健康促进工作。

5）县级疾控中心组织开展结核病重点人群的主动发现、肺结核患者密切接触者追踪等工作。

（5）乡镇卫生院／社区卫生服务中心，村卫生室／社区卫生服务站

1）在县（区）结核病防治机构指导下，对本辖区内出院后的耐药肺结核患者直接面视督导服药。

2）密切注意患者的不良反应情况，一旦发现及时报告县（区）结核病防治机构。

3）督促患者定期到地市结核病防治机构复查。

4）负责对肺结核患者的健康教育。

5）负责填写"耐药肺结核患者服药卡"等相关表卡并上报。

（三）合作机制

1. 各级卫生行政部门负责出台相关政策　各级卫生行政部门负责领导、组织、协调和考核各机构的工作，明确疾控中心、医院、社区卫生服务中心／乡镇卫生院和社区卫生服务中心／村卫生室在项目执行中的职责。

2. 信息交流制度　执行机构定期进行工作交流，制订工作计划，梳理现有的工作，并就发现的问题展开讨论，对收集的数据进行分析。

3. 专家组负责制　地市级成立专家组，成员包括结核病防治、临床和实验室人员。对工作中遇到的问题进行讨论，并提出解决方案。

二、病原学阳性肺结核患者发现

（一）定义

1. **涂片阳性肺结核**　包括涂片抗酸染色阳性或荧光染色阳性。

2. **涂片阴性肺结核**　包括涂片抗酸染色阴性或荧光染色阴性。

3. **培养阳性肺结核**　包括固体培养基或液体培养基分枝杆菌分离培养阳性。

4. **培养阴性肺结核**　包括分枝杆菌固体培养基培养或液体培养基培养阴性。

5. **分子生物学阳性肺结核**　包括分枝杆菌脱氧核糖核酸及核糖核酸检查阳性。

6. **未痰检肺结核**　指患者未接受痰涂片镜检、痰分枝杆菌分离培养、分枝杆菌分子生物学检查。

其中病原学阳性肺结核患者指涂片、培养或分子生物学检查任一结果阳性。

🔍（二）提高疑似肺结核患者的发现

1. 建立卫生行政部门领导之下的疾控机构、结核病定点医院和基层卫生机构的合作沟通机制。

2. 基层医疗卫生机构开展肺结核可疑症状者（咳嗽、咳痰 ≥ 2周、咯血或血痰）推介，将肺结核可疑症状者及时推介到乡镇卫生院或县（区）医疗机构进行胸部 X 线检查。

3. 乡镇卫生院或县（区）医疗机构对就诊的肺结核可疑症状者进行胸部 X 线等影像学检查。

4. 乡镇卫生院或县（区）非定点医院对疑似肺结核患者进行大疫情登记报告，并转诊至结核病定点医疗机构进一步检查。

5. 开展肺结核患者密切接触者主动筛查，对病原学阳性的肺结核患者密切接触者开展结核病主动筛查，包括症状筛查和胸部 X 线检查。

6. 利用基本公共卫生项目，开展基层医疗卫生机构肺结核可疑症状者推介，对老年人开展结核病筛查。

7. 开展学校、监狱等聚集性场所结核病主动筛查，开展入学体检和入监前的体检，做好症状监测，及时发现疑似肺结核患者。

8. 结核病定点医疗机构建立院内转诊机制，明确结核病门诊是全院结核病诊疗唯一指定科室，负责全院结核病患者诊断治疗、登记报告，其他门诊科室 / 病区将本科室发现的肺结核可疑症状者或疑似患者转诊（送）至结核门诊。

9. 建立综合医疗机构与结核病定点医疗机构的合作机制。对不具备分子生物学结核分枝杆菌检测技术的综合医疗机构，结核病定点医疗机构定期到综合医疗机构收集疑似肺结核患者痰标本。

（三）病原学阳性肺结核患者诊断流程

1. 结核病定点医疗机构对初诊的肺结核可疑症状者进行胸部影像学检查。

2. 对胸部影像学检查异常的疑似肺结核患者进行痰涂片检查和半巢式 PCR 检查，优先保证痰标本进行半巢式 PCR 检查。

3. 对 5 年内已治愈的肺结核患者如再出现肺结核可疑症状，先给予痰涂片和胸部 X 线影像学检查，如果痰涂片阴性但胸部 X 线异常，应对治愈时胸部 X 线片和现在胸部 X 线片进行对比；若胸部病灶明显进展，则进行半巢式 PCR 检查和痰培养检查。

4. 对 5 年以上治愈的肺结核患者如再出现肺结核可疑症状，其诊断流程与初诊的肺结核可疑症状者一致。

（四）提高病原学阴性肺结核诊断质量

所有肺结核患者尽可能进行痰涂片、培养或分子生物学检查，并且保证痰标本质量，提高病原学阳性率。如果上述方法检查均为阴性，要求：

1. 每个县（区）成立由结核科、放射科和检验科组成的肺结核诊断小组，负责病原学阴性肺结核诊断工作。

2. 对暂时不能确诊而疑似炎症的患者，可进行诊断性抗感染治疗（一般观察 2 周）。诊断性抗感染治疗不应选择氟喹诺酮类、氨基糖苷类等具有明显抗结核活性的药品。

3. 对暂时不能确诊而疑似肺结核的患者，可使用初治活动性肺结核治疗方案试验性抗结核治疗 2 个月进一步确诊。

4. 县（区）级肺结核诊断小组难以诊断的病例，建议上级相关医院会诊。

三、耐药肺结核患者的发现

（一）耐药的基本概念

耐药分类定义如下：

1. **单耐药**（mono-resistance） 结核分枝杆菌对一种一线抗结核药物耐药。

2. **多耐药**（poly-resistance） 结核分枝杆菌对一种以上一线抗结核病药物耐药，但不包括对异烟肼和利福平同时耐药。

3. **耐多药**（multidrug-resistance，MDR） 结核分枝杆菌对包括异烟肼、利福平同时耐药在内的至少二种的一线抗结核药物耐药。

4. **准广泛耐药结核病**（Pre-XDRTB） 结核分枝杆菌在耐多药的基础上对一种氟喹诺酮类抗生素耐药。

5. **广泛耐药结核病**（XDR-TB） 结核分枝杆菌除对一线抗结核药物异烟肼、利福平同时耐药外，还对氟喹诺酮类抗生素中至少一种产生耐药，以及至少对一种其他的 A 组抗结核药物耐药。

6. **利福平耐药**（rifampicin resistance，RR） 结核分枝杆菌对利福平耐药，无论对其他抗结核药物是否耐药。

（二）耐药筛查对象

所有病原学阳性肺结核患者均为耐药筛查对象，其中以下 5 类耐药高危人群为重点筛查对象。

1. 复治失败 / 慢性排菌患者。

2. 密切接触利福平耐药肺结核患者的病原学阳性患者。

3. 初治失败的患者。

4. 复发、返回和其他复治患者。

5. 治疗 2 月末痰涂片或培养仍阳性的初治患者。

（三）耐药肺结核患者诊断流程

1. 县（区）级机构具备半巢式 PCR 检测技术开展耐药肺结核诊断流程。本流程为半巢式 PCR 检测技术和传统药敏试验结合的耐药诊断流程。

县（区）级结核病定点医疗机构对就诊的肺结核可疑症状者进行胸部影像学和痰涂片（不能开展痰涂片检查的医疗机构只做胸部影像学检查）检查，对疑似肺结核患者留取合格痰标本进行半巢式 PCR 检测。若患者利福平敏感，则可采用一线抗结核药物治疗。若患者利福平耐药，则需判断其是否为利福平耐药肺结核高危人群；如为高危人群，则诊断为利福平耐药；如非高危人群（初治肺结核患者），则采集另一份痰标本，以同样技术重复检测，并以第二次利福平药敏检测结果为最终诊断结果。对于利福平耐药患者，送痰标本到地市级疾病预防控制中心 / 结核病定点医疗机构进行异烟肼氟喹诺酮类药物等主要二线抗结核药物的传统药敏试验，以便制订精准的化疗方案，具体流程参见图 2-1。

2. 县（区）级机构不具备半巢式 PCR 检测技术开展耐药肺结核诊断流程。县（区）级将疑似肺结核痰标本每周 1 次运送到地市级定点医院，进行半巢式 PCR 和其他药敏检测。

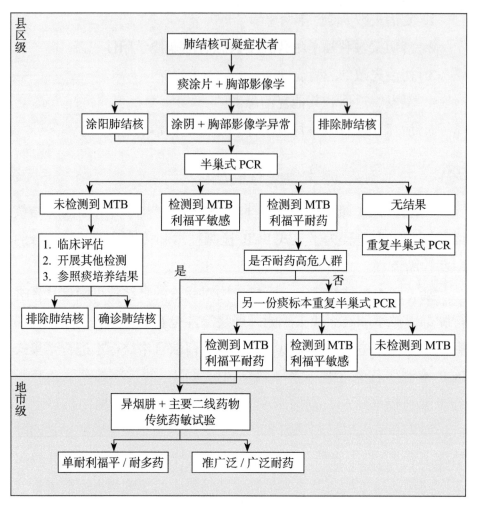

图 2-1　半巢式 PCR 和传统药敏试验结合的利福平耐药肺结核诊断流程

3. 诊断流程制订的依据

（1）为什么对疑似肺结核患者采用分子生物学检测？

因为对肺结核可疑症状者先用胸部影像学方法进行初筛，对筛出的疑似肺结核患者留痰进行半巢式 PCR 检测，可快速、更多地发现病原学阳性肺结核和利福平耐药肺结核患者，符合成本效益。

（2）为什么以利福平耐药与否进行分类？

因为 80% 以上利福平耐药肺结核患者同时耐异烟肼，即绝大多数为耐多药肺结核患者。利福平耐药患者通常需要二线抗结核药物治疗，而利福平敏感患者主要使用一线抗结核药物治疗。所以，以利福平耐药与否进行分类对于制订患者的化疗方案非常重要。

（3）为什么对非高危人群利福平耐药肺结核患者必须进行第二次确认？

因为阳性预测值（positive predictive value，PPV）指筛查阳性者患病的概率，阳性预测值受筛查人群该病患病率和筛查方法本身的特异度和敏感度影响。当特异度和敏感度不变时，患病率与阳性预测值成正比。当患病率低（如我国新发肺结核患者利福平耐药率较低，为 7.1%）时，阳性预测值低，容易出现错误诊断。

（4）为什么对利福平耐药肺结核患者进行氟喹诺酮类药物的药敏检测？

因为利福平耐药患者中氟喹诺酮类药物耐药的比例较高（全球占 20.1%，我国占 25% 以上）。氟喹诺酮类药物是治疗利福平耐药肺结核的核心药物，对利福平耐药的患者，应通过分子生物学检测技术或传统药敏试验获得氟喹诺酮类等主要二线抗结核药物的药敏结果，以精准制订化疗方案。

四、提升痰标本质量的措施

（一）建立痰标本留取工作机制

定点医疗机构成立留痰工作组，由科室主任担任工作组长，固定 1 名护士负责留痰干预具体工作，成员包括门诊医生、固定 1 名护士、结核实验室检测人员。建立定期沟通机制，对留痰质量出现的问题及时沟通和解决。

（二）痰标本分类和性状

1. **痰标本分类**　根据痰标本采集时间，可将痰标本分为以下3类：

（1）即时痰：就诊时深呼吸后咳出的痰液。

（2）夜间痰：送痰前一日患者晚间咳出的痰液。

（3）晨痰：患者晨起立即用清水漱口后咳出的第2口、第3口痰液。

2. **痰标本性状**

（1）干酪痰：标本外观以黄色（或奶酪色）、脓样、团块状的肺部分泌物为主，黏度较黏液痰低，制片时较易涂抹；涂片染色后镜检，可发现大量脓性炎症细胞、肺上皮脱落细胞。由于此类标本是由肺部深处咳出，对肺结核的诊断最有价值，故抗酸杆菌（acid-fast bacilli，AFB）检出率较高。

（2）黏液痰：标本外观以白色、黏稠度较高的肺部和支气管分泌物为主，制片时需仔细涂抹；痰涂片染色后镜检时，镜下可见支气管内膜纤毛柱状上皮细胞，伴有少量肺上皮脱落细胞、脓性炎症细胞、口腔脱落细胞及口腔寄生菌。此类标本的AFB检出率较唾液高。

（3）血痰：此类标本因黏液痰或干酪痰标本中混有血液而形成，颜色为褐色或深褐色、鲜红色或伴有血丝；痰涂片染色后镜检，除能够观察到黏液痰或干酪痰的细胞特征外，含新鲜血液的标本中可见到被染色的血细胞。由于含血标本易干扰AFB镜检的结果，故在制片时应尽量避免挑取含血标本。

（4）唾液：标本外观以透明或半透明水样、黏度较低的口腔分泌物为主，标本中有时伴有气泡；痰涂片染色镜检时，镜下可见少量口腔上皮脱落细胞和口腔内寄生菌，有时可见食物残渣。由于此类标本进行 AFB 检查时的检出率很低，是不合格的标本。

（三）采集痰标本的准备和采集场所

首先要准备痰盒，采用统一使用透明、螺旋盖、可密封、广口的痰盒收集痰标本。参考规格：直径 4cm，高度 2cm。医务人员应在容器侧面注明患者姓名、编号（门诊序号或登记号）、检查项目、痰标本序号 1、2、3（1 为即时痰，2 为夜间痰，3 为次日晨痰），然后交给患者。

由于患者咳嗽、咳痰时，易产生含有结核菌的飞沫，感染周边人群的概率较高，故采集痰标本时应在远离人群的开放空间进行，或在通风良好的留痰室内进行。

（四）痰标本留取流程

1. 门诊医生对就诊的肺结核可疑症状者（咳嗽、咳痰 ≥ 2 周，咯血或血痰等）开具胸部影像学检查和痰涂片检查单，对可疑者进行留痰宣教，告知痰检的重要意义，以及为什么需要留取即时痰、夜间痰和晨痰，使其充分了解痰标本质量对检查结果的影响，并通知护士现场指导患者留取痰标本。

2. 护士交给患者标有患者姓名、采集时间的痰盒和留痰宣传折页，并确保患者理解痰检的重要性，示范并指导患者掌握从肺部深处咳痰的方法，现场留取即时痰标本（留痰地点应符合感染控制要求）。

正确留痰方法如下：

（1）留痰前清水漱口，不要用牙膏等清洁剂清洁口腔。

（2）深呼吸 2~3 次，每次都用力呼气。

（3）发自胸腔进行深咳。

（4）痰盒接在唇下，小心把痰吐到痰盒中。

（5）如患者确实无痰，可指导或协助患者采取以下方法：

1）用鼻子和嘴对着装有开水的容器，深深吸入大量热蒸气。

2）或爬楼梯或来回走动。

3）或护士协助叩背排痰。叩背一般选取坐位，餐前半小时或餐后两小时，叩背时间以 15~20 分钟最佳。叩击力量适中。双手呈四指并拢似手中握鸡蛋样。从背部下端两侧遵循从下往上从外向内的方法，避开脊柱。同时指导患者深吸气后屏气 2~3 秒用力咳痰，重复数次。

（6）对胸部 X 线片显示为疑似肺结核患者如仍无痰咳出，可用雾化诱导痰技术进行留痰。

3. 护士对患者留取的即时痰标本进行初步评估，目测标本质量是否合格。合格的痰标本应为肺部深处咳出的分泌物，性状一般为干酪痰、血痰或黏液痰，标本量一般在 3~5ml（覆盖满痰盒底部）。如为口水或唾液等为不合格标本，患者需要按上述留痰方法再次留取。留取的痰标本经护士初步确认合格后，与化验单一同交到实验室进行检测。

4. 实验室收到痰标本后及时将不合格痰标本信息反馈给门诊护士，护士跟进可疑症状者再次留痰。

5. 患者留取即时痰后，护士发给患者标有夜间痰和晨痰的痰盒，患者回家留取夜间痰和晨痰，告知患者留痰以下注意事项：

（1）晨痰：患者晨起立即用清水漱口后，咳出的第 2 口和第 3 口痰液。

（2）夜间痰：患者晚间咳出的痰液。

（3）夜间痰和晨痰采集后应置于 2～8℃冰箱临时保存，并于次日送到医院。

（4）两份痰送到医院后，先交由护士进行质量判断，初步合格后再交实验室进行检测，如不合格，需再次留取。

（5）实验室收到痰标本后及时将不合格痰标本信息反馈给门诊护士，护士跟进可疑症状者再次留痰。

6. 对于通过宣教并经 2 次及以上辅助留痰后痰标本仍不合格或确无痰者，无须继续留痰。实验室将痰标本检测结果报告单返回门诊医生和护士，并反馈痰标本质量。

具体流程见图 2-2。

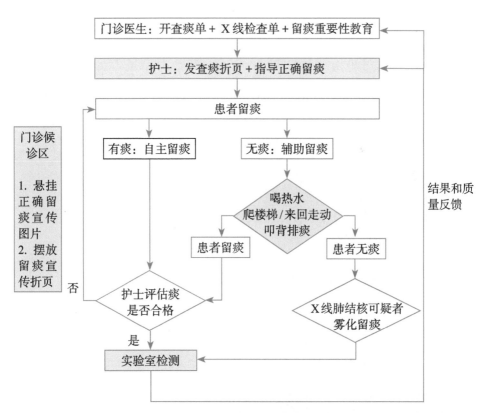

图 2-2 痰标本留取流程图

🔍 （五）痰标本和菌株的储存

即时痰采集后立即送检，夜间痰和晨痰采集后推荐放置于 2～8℃冰箱保存，并尽快送至实验室检测。如不能及时检测，需将痰标本储存于 2～8℃冰箱暂时保存，防止痰液干涸或污染。实验室分离到结核分枝杆菌在运送至其他实验室开展检测前，应将菌株临时保存于 2～8℃冰箱。

🔍 （六）痰标本和菌株运输运送

痰标本和菌株运输必须符合安全要求，建议每周至少运送 1 次。

🔍 （七）质控要求

1. 护士需对每份送检的痰标本进行质量判断是否合格。

2. 实验室将检测结果和痰标本质量及时反馈门诊医生和护士。

当地疾控中心每月对留痰干预实施情况进行督导检查，现场查看留痰等情况，特别注意留痰过程中感控措施的落实。

五、 工作机制及综合措施

1. 建立卫生行政部门领导之下的疾控机构、结核病定点医院和基层卫生机构的合作沟通机制。

2. 通过培训建立能够开展结核分子生物学检测、结核病诊治和防治管理的人力资源队伍。

3. 提升痰标本质量，应用分子生物学技术（半巢式 PCR）提高病原学阳性肺结核发现水平。

4. 严格按照病原学阴性肺结核患者标准作出诊断，减少过度诊疗。

5. 应用分子生物学诊断技术（半巢式 PCR）进行耐药检测。

6. 耐药筛查对象范围扩展至所有病原学阳性肺结核患者。

7. 建立地市级结核病定点医疗机构与县（区）级结核病定点医疗机构合作机制。地市级结核病定点医疗机构及时将本单位实验室耐药检测结果发给患者所在区县的结核病定点医疗机构，做好患者信息登记工作。

8. 加强定点医院耐药结核病患者大疫情报告和追踪工作；医疗机构做好结核病大疫情登记报告工作，对于发现的胸部 X 线片异常的疑似肺结核患者及时转诊至结核病定点医疗机构。

9. 加强对定点医院登记报告培训和日常督导质控。

具体措施见图 2-3。

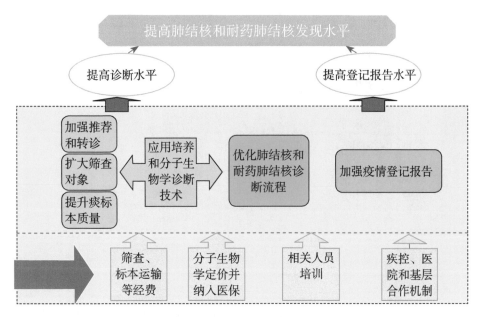

图 2-3　提高病原学阳性肺结核和耐药肺结核患者发现的措施

六、 老年人肺结核筛查

（一）筛查对象

65 岁及以上老年人。

（二）筛查方法

1. 辖区内 65 岁及以上常住居民，在乡镇卫生院（社区卫生服务中心）健康体检时，进行结核病可疑症状问诊筛查。对肺结核可疑症状者进行胸部 X 线检查。

2. 乡镇卫生院（社区卫生服务中心）将胸部 X 线片异常者转诊到县（区）级结核病定点医疗机构。

3. 县（区）级结核病定点医疗机构对胸部 X 线片异常者进行痰检（痰涂片、痰培养、分子生物学检测）；对于确诊的肺结核患者纳入治疗，进行登记并录入专报。

筛查流程见图 2-4。

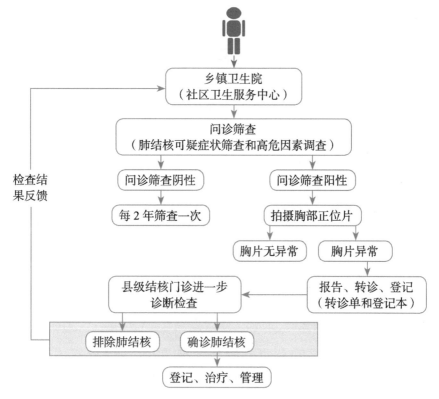

图 2-4 老年人肺结核筛查流程

七、质量保证

（一）各级机构职责

1. 国家级和省级机构

（1）根据专报对具体实施地区做好患者发现的系统培训。

（2）定期分析各项患者发现数据资料，监控进度和质量。

（3）现场技术指导。

2. 地市级机构

（1）安排专人负责本地区项目工作，与县（区）实施单位联系，收集、汇总和上报各种报表。

（2）召开例会，对项目实施过程中出现的问题进行分析、讨论并提出解决方案。

（3）开展县（区）督导和检查，分析项目县（区）数据资料，监控项目实施进度和质量。

3. 县（区）级及基层卫生机构

（1）严格执行实施方案。

（2）负责本县区中各有关数据报表的填写以及相关资料的收集存档。

（二）质量保证措施

1. 实施前的质量保证

（1）实施方案的制订：根据工作目标，结合各地区实际情况，制订符合当地的具体实施方案。

（2）实施方案的培训：按照实施方案对人员进行系统性培训，确保工作实施质量。

（3）试剂的采购与供应：各地利用国家重大公共卫生项目结核病控制项目和省级专项经费采购相关的试剂，保证试剂及时、足量供应到位。做好试剂储存、出入库登记、分发和调控管理，保证试剂有效使用。保证年度设备检查和保养。

（4）对开展患者发现检测的医疗机构所需的水电费用和人力成本，给予一定的补助。以保证医疗机构对疑似肺结核患者开展免费检测工作。

（5）设备准备：对分子生物学等检测设备操作人员进行培训，定期对设备进行检测和维护，保证仪器的正常运行。

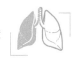

2. 实施阶段的质量保证

（1）定期督导：国家和省级机构对实施地区定期进行技术指导，确保实施地区按要求高质量实施。技术指导内容包括：

1）组织机构及机制的建立。

2）基层推荐和医院转诊：定点医院的诊断治疗和登记报告，包括痰标本运输、实验室检测、诊断流程、患者发现、治疗和登记报告等。

3）抽查 5%～10% 病原学阴性肺结核患者进行复核。

4）其他：政策开发、项目管理、试剂的保存、供应和使用、经费拨付和使用、培训督导等。

5）患者访视。

（2）定期数据监控：各地根据实际情况，每季度对专报收集的数据进行分析，监控工作进展。分析存在的问题，提出解决方案。

（3）定期例会：每月与省、地市执行机构召开例会，了解工作进展，分析存在问题，讨论解决方案，督促工作高质量地实施。

（三）实验室质控

1. **痰涂片镜检** 做好室内质量控制，包括实验室内部的操作规程、设备和耗材、痰标本收集、染色剂制备及商品化染色剂质量、涂片制备和染色、显微镜维护、显微镜镜检、结果登记和报告，以及痰片保存等整个过程的内部检查和监测。

2. **结核分枝杆菌分离培养** 通过评估标本的质量、去污染的操作、消化和培养的程序、试剂、培养基和仪器的质量等，做好结核分枝杆菌分离培养的室内质量控制。确保涂阳培阴率不超过 10%；污染率应不超过 5%（使用 4% 氢氧化钠）和 10%（使用液体培养基）。

3. **药物敏感性试验** 通过评估菌悬液的制备、接种培养基的操作、试剂、培养基和仪器的质量等做好结核分枝杆菌药物敏感性试验室内质量控制。

4. 分子生物学检测技术　通过标本收集、核酸提取、扩增、杂交到结果检测和报告等各个环节的质量控制，提高分子生物学的检测质量。

八　定点医院内部转诊机制

（一）定点医院各部门工作职责

1. 分管院长负责本院病人转诊工作的领导协调。建立院内肺结核报告转诊工作制度，将定点医院结核门诊以外科室、病区的转诊工作纳入科室绩效考核，建立奖惩机制。

2. 定点医院结核门诊以外的其他门诊科室负责本科室接诊的肺结核可疑症状者转诊（送），患者和疑似病人的疫情报告、转诊。各住院病区负责出院患者的报告、转诊。转诊责任人为接诊医生或主管医生。

3. 定点医院结核病防治门诊是全院结核病诊疗唯一指定科室，负责全院结核病患者规范接诊、诊断、登记、报告、治疗管理。因结核病收住院须经由结核病门诊医生开具住院证明。

4. 公共卫生科 / 防保科负责院内结核病患者 / 疑似患者报告、转诊工作定期核查，为院内报告、转诊奖惩提供依据。

（二）转诊对象

肺结核可疑症状者、不需要住院治疗的肺结核患者或疑似肺结核患者，以及出院后仍需抗结核治疗的患者均为转诊对象。

（三）转诊流程

1. 非结核门诊

（1）非结核门诊指除结核科之外的所有门诊科室，包括内科、外科、妇科、儿科和急诊科等。非结核门诊对所有诊断发现的活动性肺结核患者和疑似患者均需填写传染病报告卡，并将结核病患者转送至本院结核科。

（2）对于确诊的非活动性或陈旧性肺结核患者要在门诊日志"诊断结果"栏中明确标记为肺结核（非活动性/陈旧性），此类患者不需进行大疫情报告和转诊。

（3）非结核门诊医生不能直接开具抗结核药的处方，若肺外结核患者需要抗结核治疗时，需经结核科医生会诊开具证明方可使用抗结核药物。在没有排除结核的情况下，不要对肺结核可疑者/疑似患者贸然使用喹诺酮类或氨基糖苷类药物抗感染治疗。

2. 非结核病病区 原则上结核病患者住院应收治到结核病病区，确因病情需要收治其他病区的，需提供单独病房，降低院内感染风险。

因其他疾病在住院期间发现的活动性肺结核患者或疑似患者，病房医生均需填写传染病报告卡，同时通知结核科门诊医生在"初诊患者登记本"上登记。对于确诊的活动性肺结核患者还要在"县（区）级结核病患者登记本"上进行登记，并建立门诊病案。

患者住院期间若需要抗结核治疗，非结核病房医生不能直接开具抗结核药的处方，需经结核门诊医生开具处方才可使用抗结核药物。

患者出院时，要通知结核科门诊，同时将复印好的住院病历（包括病历首页、临时及长期医嘱、结核诊疗相关的检查、结核病诊疗相关的病程记录、出院小结）交给结核科门诊医生放入患者门诊病案中。结核门诊人员对患者进行健康教育,落实治疗管理,并为患者预约下次随访检查日期。

3. 结核病病区

(1)原则上因结核病住院均由结核门诊开具住院证明收住。未经结核科门诊收入院的活动性肺结核患者和疑似患者,病房医生应及时通知结核科门诊医生前往病区收集患者相关信息,在"初诊患者登记本"上登记。

(2)对于住院鉴别诊断的患者,待诊断清楚之后通过专报系统推送大疫情报告卡。

(3)对于确诊的活动性肺结核患者,由结核门诊医生在"县(区)级结核病患者登记本"上进行登记,并建立门诊病案,录入专报系统,自动推送传报卡。

(4)肺结核患者出院时,病房医生要通知结核科门诊医生,同时将复印好的住院病历(包括病历首页、临时及长期医嘱、结核诊疗相关的检查、结核病诊疗相关的病程记录、出院小结)交给结核科门诊医生放入患者门诊病案中。

4. 结核门诊

(1)在收到非结核门诊通知后,应落实患者到本科室就诊检查。

(2)在收到病房活动性肺结核患者或疑似患者通知后,需前往病房采集相关信息,在"初诊患者登记本"上进行登记。对于确诊的活动性肺结核患者(含复治涂阴)还要在"县(区)级结核病患者登记本"上进行登记并建立门诊病案,同时进行专报系统操作生成门诊病案。已报告大疫情的,通过收治大疫情患者建立病案,系统自动订正诊断;未报告大疫情的直接在专报系统建立病案,推送大疫情报告卡。

(3)在收到病房肺结核患者出院通知时,需前往病房复印出院小结并放入门诊病案中,同时将患者接到结核科门诊对其进行健康教育，落实治疗管理，并为患者预约下次随访检查日期。

（4）对疑似患者进行最终诊断，及时订正大疫情网络直报系统中的传染病报告卡信息。

5. **公共卫生科/防保科** 定点医院防保科或指定科室负责对院内报告、转诊工作进行定期检查，对院内报告和转诊执行情况制定相应的奖惩措施。

（1）数据收集

1）病房：防保科人员每天核查医院信息系统（hospital information system，HIS）的系统漏报情况。从住院病案系统查询并导出出院诊断中包括活动性肺结核的患者病案信息，主要包括住院病案号、姓名、性别、年龄、出院时的日期、科室和诊断。

2）非结核门诊：对于有 HIS 系统的医院，防保科人员每天直接从 HIS 系统中导出诊断结果包括活动性肺结核/疑似肺结核的患者信息，对于尚未使用 HIS 系统的医院，每两周直接从非结核门诊的门诊日志中抄录登记的活动性肺结核/疑似肺结核患者信息，主要指姓名、性别、年龄、就诊日期、就诊科室和诊断结果。

（2）数据整理与分析

1）查重：将住院部与非结核门诊收集到的信息进行整理（表2-1），并按患者姓名、性别、年龄进行查重，按就诊日期或出院日期对重复的患者记录进行排序并标记。

表2-1 定点医院住院部与非结核门诊登记肺结核患者信息汇总表

姓名	性别	年龄	出院日期/就诊日期	出院科室/就诊科室	出院诊断/门诊诊断	是否报告	是否转诊	备注

2）确定报告情况：从大疫情网络直报系统中导出与核查日期倒推一年至今的传染病报告卡信息，并与汇总表整理的患者名单进行比较，确定是否报告。

3）确定转诊情况：将与汇总表整理的患者名单与结核科"初诊患者登记本"核对，确定是否转诊。

（3）数据订正

1）漏报订正：将核查出的未报告患者名单分别与相应科室经治医生核对，确定并记录未报告的原因。对于陈旧性肺结核或最终排除肺结核的患者不纳入漏报率的计算。

2）漏转订正：将核查出的漏转患者名单分别与相应科室经治医生核对，确定并记录未转诊的原因。对于陈旧性肺结核和现住址不是本地的活动性肺结核患者不纳入漏转率的计算。

综上所述，定点医院内部病人报告、转诊、处理流程如图2-5所示。

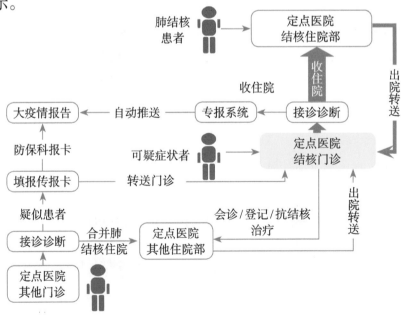

图 2-5　定点医院内部病人报告、转诊流程图

第 三 章

探索提高欠发达地区肺结核发现项目评估

项目概况

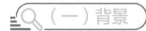

我国是结核病和耐药结核病高负担国家，据世界卫生组织估算，2018 年我国结核病患者数位居全球第三位，约占全球的 9%；其中耐药结核病患者估算 6.6 万，约占全球的 14%。

我国肺结核疫情高风险地区大部分为欠发达地区，面临肺结核发现水平低、肺结核病原学阳性率低和耐药肺结核发现率低等重大挑战。因此，非常有必要在欠发达地区探索建立可行的应用分子生物学诊断技术提高肺结核和耐药肺结核发现水平的综合模式。

项目设计思路是，在项目实施前，我国病原学阳性肺结核患者中 90% 以上采用痰涂片检查发现，不足 10% 为痰培养和分子生物学检查发现；并且对病原学阳性肺结核患者开展耐药筛查，80% 以上采用了传统药敏方法，不足 20% 采用了分子生物学耐药检测技术，需 2～3 个月时间，造成我国病原学阳性肺结核比例低和耐药肺结核发现率低，而且发现延误，尤其在欠发达的中西部地区。这是我国结核病防治工作亟需解决的主要挑战。

本项目是在原有胸部 X 线片及痰涂片检查的基础上引入分子生物学技术（半巢式 PCR），对疑似肺结核患者开展分子生物学病原学检测和耐药检测，探索提高病原学阳性肺结核和耐药肺结核发现的实际应用效果和可行性。探索建立应用分子生物学技术发现肺结核和耐药结核病的综合模式，以便在中国推广使用，解决中国面临的病原学阳性肺结核检出率低和耐药肺结核发现率低的挑战。

截至目前，项目试点地区已经完成项目实施工作，为了解本项目执行情况及实施效果，特开展评估工作。

（二）项目目标

1. 探索提高肺结核和耐药肺结核发现水平的综合措施。

2. 探索建立纳入医保报销范畴的肺结核和耐药肺结核分子生物学诊断流程。

3. 为项目地区培养能够开展结核分子生物学检测、结核病诊治和防治管理的人力资源队伍。

4. 支持项目地区开发结核病防治相关政策，建立肺结核和耐药肺结核发现可持续性的保障机制。

（三）覆盖范围与实施周期

1. 覆盖范围　江西省赣州市全部县（区），山西省临汾市大宁县和永和县，陕西榆林市子洲县和清涧县（表 3-1）。

表 3-1　项目覆盖范围

项目省	地市	医院 / 疾控系统机构名称	所辖县（区）
江西	赣州	赣州市疾病预防控制中心 赣州市第五人民医院	章贡区、赣县区、信丰区、大余县、上犹县、崇义县、安远县、龙南县、定南县、全南县、宁都县、于都县、兴国县、会昌县、寻乌县、石城县、瑞金市、南康区
山西	临汾	临汾市疾病预防控制中心 临汾市第三人民医院	大宁县、永和县
陕西	榆林	榆林市疾病预防控制中心 榆林市第三人民医院	子洲县、清涧县

2. 项目现场实施周期　项目现场实施周期为 2018 年 12 月 1 日到 2021 年 11 月 30 日。

（四）评估内容

1. 评价项目地区引入分子生物学技术建立肺结核和耐药肺结核诊断流程情况。

（1）评价建立诊断流程的可行性和有效性。

1）评价项目实施前后半巢式 PCR 使用情况。

2）评价项目实施前后病原学阳性肺结核发现水平变化情况。

3）评价项目实施前后利福平耐药肺结核发现水平变化情况。

4）评价痰标本质量干预效果。

（2）评价诊断流程使用的政策环境。

1）了解项目实施前后分子生物学诊断技术价格、医保报销政策。

2）评价项目对定点医院实验室分子生物学检测激励费用的作用。

（3）分析典型县项目实施后病原学阳性肺结核高或低的原因。

（4）分析老年人肺结核主动筛查结果。

2. 评价项目地区结核病实验室、临床医生和防治医生能力的提升情况。

（1）比较项目实施前后分子生物学核酸检测与结核病耐药检测能力变化。

（2）评价项目人员培训覆盖程度。

3. 评价项目地区结核病防治政策的促进作用。

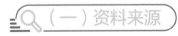

二、 资料来源与方法

 （一）资料来源

主要采用自身前后对照的方法，分别收集项目实施前和实施后

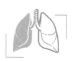

的数据资料进行对比分析。将项目实施前的当地工作情况作为基线数据，与项目实施期间的工作数据进行比较。项目地区的评估周期及时间划分详见表 3-2。定量资料通过数据库和专题调查获得，定性资料通过关键人物访谈获得。

表 3-2　项目地区评估周期

	基线周期	项目周期
项目地区	2016/01/01—2018/12/31	2018/12.01—2021/11/30 项目第一年 (2018/12/01—2019/11/30) 项目第二年 (2019/12/01—2020/11/30) 项目第三年 (2020/12/01—2021/11/30)

1. 专题调查　对常规数据收集方式难以得到的信息，在项目结束前，组织专题调查收集。

2. 日常数据库　项目开始实施前，根据项目实施方案 4 个相关表格建立了数据库，收集的数据包括患者初诊情况、县（区）级痰标本 / 菌株耐药检测送检情况、耐药筛查结果等内容。

数据库每季度收集一次，由县（区）级填写、市级复核后合并、省级全部复核后上交给国家项目办。

3. 关键知情人物访谈　选择项目省级卫生行政部门或省级疾病预防控制中心结核病防治所负责人；项目地市级疾病预防控制中心结核科负责人、定点医院结核科主任、结核实验室人员、肺结核患者（做过半巢式 PCR）；赣州市（会昌县、于都县、大余县、上犹县）、榆林市和临汾市各一个县的县级疾病预防控制中心结核科负责人、县级定点医院结核科负责人、结核实验室人员分别进行访谈。访谈内容主要包括分子生物学技术政策环境（定价、纳入医保、激励机制）和技术环节相关的问题。

4. 案例分析　选择赣州市肺结核病原学阳性率高和低的县各 2 个，根据收集的资料和访谈内容，分析病原学阳性率高低不同的原因，并进行病原学阴性肺结核患者复核（每个县抽查 20 张胸部 X 线片）。

（二）质量控制

1. 组织不同领域专家制订评估方案和设计数据收集工具。

2. 选择有经验的调查员参与现场调查，并进行调查前培训。

3. 数据录入采用双录入方法，地市、省、国家级逐级复核，保证数据质量。

（三）分析方法

采用描述性分析方法对比基线与项目实施后的数据，以评价项目实施的效果，采用关键词频法分析定性资料。

三、项目的实施与结果

（一）实施前准备活动

1. 签署意向书和工作协议　2018 年 6 月 28 日，国家卫生健康委国际交流与合作中心与强生（中国）签署战略合作伙伴计划意向书（图 3-1）。2018 年 9 月 18 日国家卫生健康委国际交流与合作中心与中国疾病预防控制中心签署工作协议。2018 年 9 月 21 日中国疾病预防控制中心与三个项目省签署工作任务委托协议（图 3-2）。

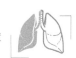

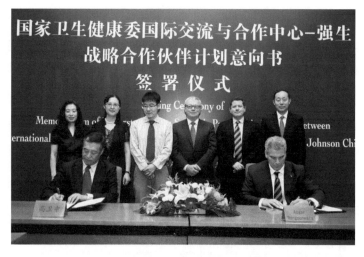

图 3-1　项目战略合作意向书签署仪式

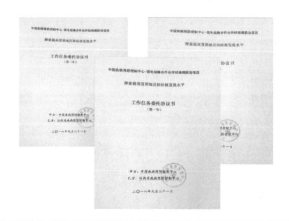

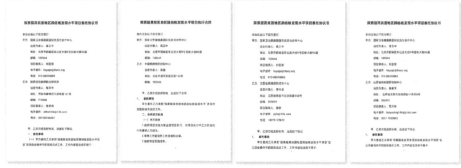

图 3-2　工作协议书

2. 制订组织框架 为顺利推动项目的开展，成立了项目指导委员会、专家组和项目工作组。项目工作组包括国家级、省级、地市级、县（区）级，同时明确了各级工作组的职责和分工，建立了合作机制、信息交流制度和专家组负责制。

（二）项目开展的主要活动

1. 制订实施方案 签署协议后，项目实施方中国疾病预防控制中心根据项目地区当时具备的实验室条件，即江西赣州市及其所辖县区已经全部配备半巢式 PCR 设备、山西临汾市第二年仅市级配备半巢式 PCR 设备（第一年应用 Lamp 和熔解曲线进行检测）、陕西榆林市仅市级配备半巢式 PCR 设备，制订了符合当地条件的肺结核和耐药肺结核发现诊断流程（图 3-3，图 3-4）。在此基础上，制订了实施诊断流程所需的技术要求（如门诊规范留痰制度）、医防合作机制、实验室检测补助经费等各种保障制度，整理并修订实施方案（图 3-5，图 3-6）。

2. 项目启动 2018 年 11 月 28 日，在江西省赣州市召开项目启动会，国家卫生健康委员会疾病预防控制局、国际交流与合作中心、中国疾病预防控制中心、江西省卫生健康委员会、赣州市政府等领导出席会议。来自中国疾病预防控制中心，江西、山西、陕西省项目地区疾病预防控制机构和结核病定点医疗机构，以及项目支持单位强生（中国）、赛沛（中国）的代表共约 180 人参会（图 3-7 ～图 3-9）。

3. 培训 项目期间，开展了实施方案、实验室操作技能、老年人主动筛查、项目电子数据库、临床治疗管理、留痰干预以及患者关怀咨询服务等 9 期培训，累计培训 450 人次（表 3-3）。培训注重内容的实效性和培训质量，采用理论与实践相结合的形式，教师与学员充分互动，大幅提高了各级结核病防治人员的技术水平，为项目地区开展结核病防治工作提供了有力保障。

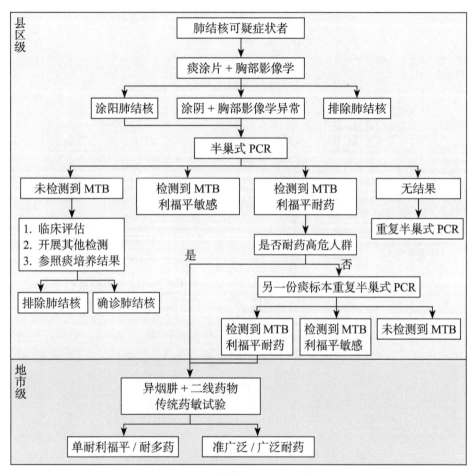

图 3-3　赣州市耐药肺结核诊断流程

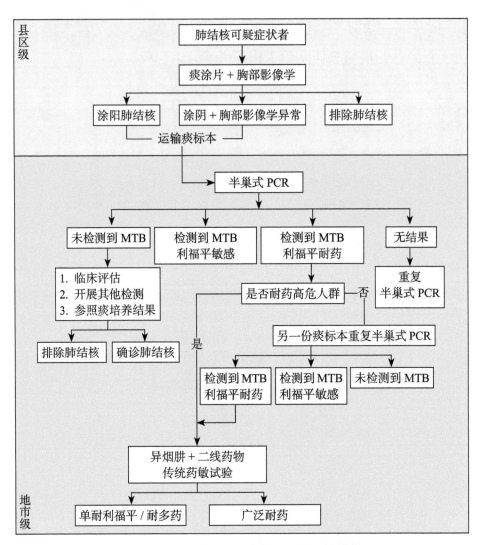

图 3-4 临汾市和榆林市耐药肺结核诊断流程

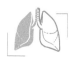

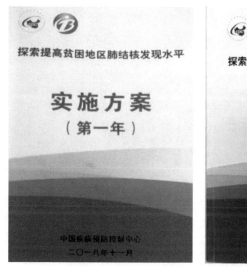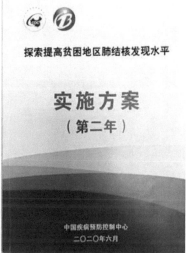

图 3-5　2019 年和 2020 年项目实施方案封面

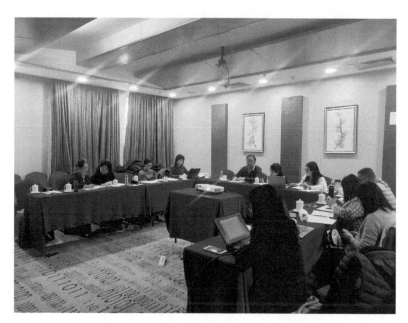

图 3-6　项目实施方案修订研讨会现场

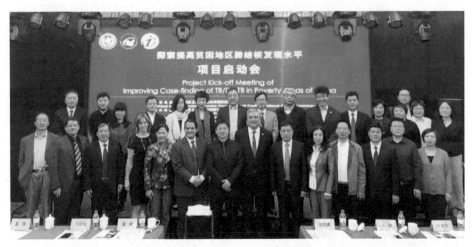

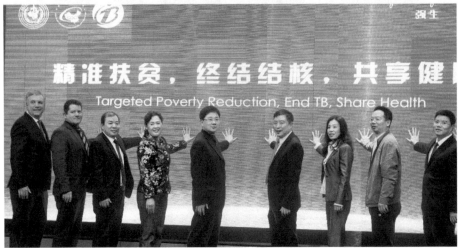

图 3-7　项目启动会现场启动仪式

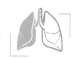

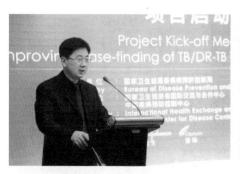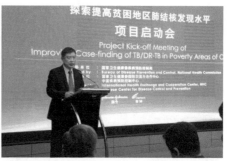

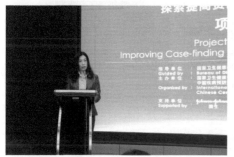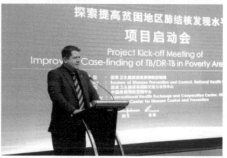

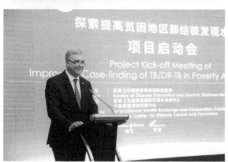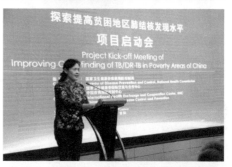

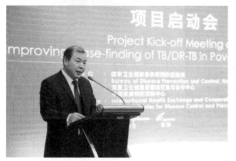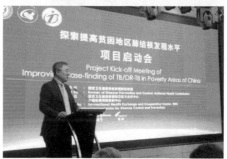

图 3-8　项目启动会发言嘉宾

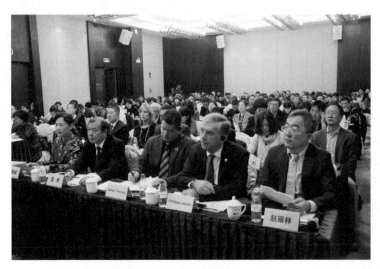

图 3-9　项目启动会现场

表 3-3　探索提高贫困地区肺结核发现水平项目的相关培训情况

培训类型	培训时间	培训对象	培训人次数	培训内容
实施方案培训	2018/11/29—2018/11/30	临床医生、防治人员、实验室人员	174	实施方案(图 3-10)、实验室分子生物学技术(图 3-11)、老年人主动筛查
临床管理培训(2 期)	2019/05/20—2019/05/24 2019/06/01—2019/06/06	项目地市定点医院医生	12	耐药结核病诊断、治疗、管理(图 3-12)
电子数据库培训	2019/07/29—2019/07/30	项目省市结核病防治人员及赣州五院的信息录入人员	11	电子数据库录入、填报操作(图 3-13)
耐药结核病患者关怀咨询员培训	2019/08/06—2019/08/11	赣州市防治人员及定点医院护士	6	患者康复计划、关怀步骤、技巧

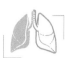

续表

培训类型	培训时间	培训对象	培训人次数	培训内容
留痰质量远程培训	2019/09/06	赣州市定点医院及县区级定点医院医生、护士及结核病防治人员	60	留痰方法、雾化吸入引痰技巧(图3-14,图3-15)
实施方案强化培训	2020/07/02	临床医生、防治人员、实验室人员	180	实施方案、项目数据库的录入与复核要点、痰标本留取质量干预实施方案(图3-16)

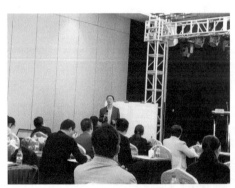
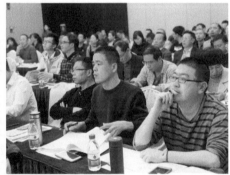

图 3-10 项目实施方案培训现场

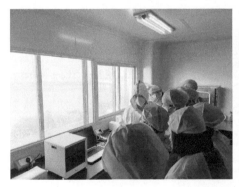
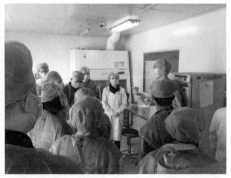

图 3-11 项目实验室分子生物学技术培训

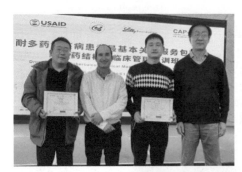
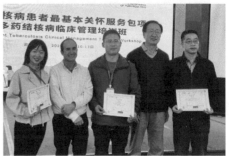
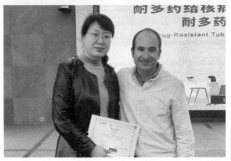

图 3-12 临床管理培训证书发放

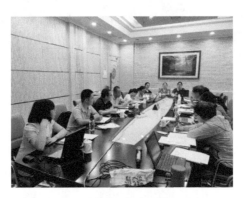

图 3-13 项目电子数据库培训

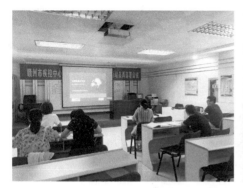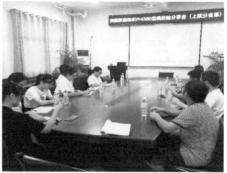

图 3-14　留痰质量远程培训

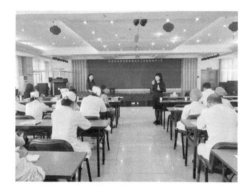

图 3-15　留痰技巧培训

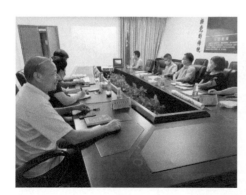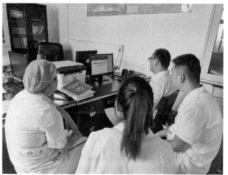

图 3-16　项目实施方案强化培训

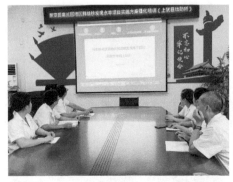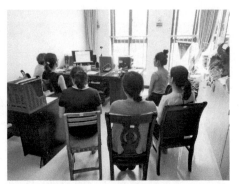

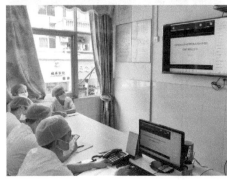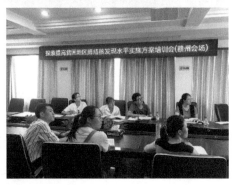

图 3-16　项目实施方案强化培训（续）

4. **督导与例会**　项目期间，国家、省级、地市级项目工作组开展了项目常规督导，国家级项目工作组定期召开远程项目进展沟通和数据分析会，及时了解项目地区工作进展和存在的主要问题，保障项目顺利实施。

（1）督导：国家级项目工作组共开展 9 次督导（表 3-4）。每次督导通过听取汇报、现场查看资料和访谈等形式，了解项目的实施进展以及存在的问题，并针对问题提出督导建议，指导项目地区顺利开展工作（图 3-17）。

表 3-4　探索提高贫困地区肺结核发现水平项目督导情况

督导时间	督导地点	督导所见问题
2019/03.25—2019/03/27	赣州	· 疑似肺结核患者半巢式 PCR 检查比例不高未能做到应筛尽筛。因"管治剥离"的影响导致筛查工作未能如期开展。 · 半巢式 PCR 检查不及时待转诊到定点医院再行半巢式 PCR 检测时已治疗，难以留取到合格痰标本。 · 病原学阴性肺结核诊断有待进一步规范。仅依据胸部 X 线片结果诊断，未进行诊断性抗感染治疗和其他辅助检查，同时也未进行病例讨论。
2019/04/09—2019/04/11	榆林	· 县人民医院结核病诊断能力薄弱，初诊患者查痰率和肺结核患者病原学阳性率低。 · 榆林市中医院应按照实验室建设要求设立分子生物学检测实验室，尽快开展二线药敏检测工作，积极推广应用耐药分子检测设备，提高耐药性诊断效率，为临床医生制订耐药治疗方案提供参考和依据；增加实验室工作人员数量，以保证检测结果的准确性。 · 结核病定点医疗机构间转诊和登记报告工作不到位。
2019/08.20—2019/08/22	临汾	· 永和县结核病防治人力资源相对薄弱。 · 耐药诊断流程有待进一步优化。 · 市、县未建立上下联动、相互转诊机制。 · 大部分二线抗结核药物没有纳入医保报销范围。
2019/08.26—2019/08/28	榆林	· 初诊患者查痰率和肺结核患者病原学阳性率仍然较低。 · 外地诊治的结核病患者未能落实后续治疗管理。 · 信息录入工作有待加强。
2019/09/16—2019/09/18	赣州	· 半巢式 PCR 的结核分枝杆菌检出率未能达到预期效果。 · 患者留痰质量不高、许多涂阳肺结核患者未开展半巢式 PCR 检测、许多疑似肺结核患者在综合医院就诊未及时开展半巢式 PCR 检测。 · 定点医院、疾控、社区之间患者信息反馈机制不健全。 · 耐药肺结核病门诊报销比例低，患者疾病负担重。 · 耐药肺结核患者门诊医保没有特殊政策，报销比例低，患者自付诊疗费用高，经济负担重，难以坚持全程治疗。

续表

督导时间	督导地点	督导所见问题
2020/10/12—2020/10/15	赣州	· 留痰质量干预工作开展不充分，留痰登记规范性有待加强。 · 非高危人群远期随访质量不高，部分县区对于第一次利福平耐药、第二次利福平敏感的利福平耐药非高危人群，其后续随访缺少痰涂片、痰培养结果。 · 进一步加强结核病规范治疗、患者关怀和感染控制督导过程中发现县级门诊医生对初治肺结核患者经常给予含左氧氟沙星的治疗方案，增加了患者对氟喹诺酮类药物耐药风险。 · 临床医生与护士衔接不够，未能有效参与到耐多药结核病患者关怀，也未将个案管理系统充分运用到患者管理工作中。 · 门诊医护人员个人防护不到位，肺结核病区未与其他疾病病区分开。
2021/05/24—2021/05/28	赣州	· 部分县区专报录入不规范，需要加强技术指导。 · 加强独立结核病防治所与县区医院的沟通，留取到合格痰标本。
2021/06/15—2021/06./17	临汾	· 结核病防治人力资源相对薄弱。
2021/07/19—2021/07/22	榆林	· 县医院应落实结核病专职医生。

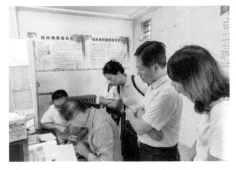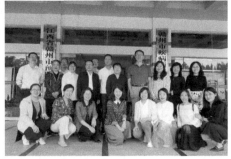

图 3-17 国家级技术督导现场情况

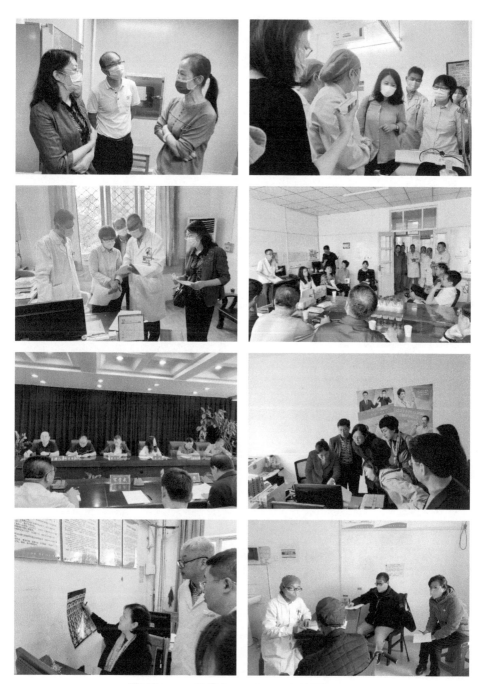

图 3-17　国家级技术督导现场情况（续）

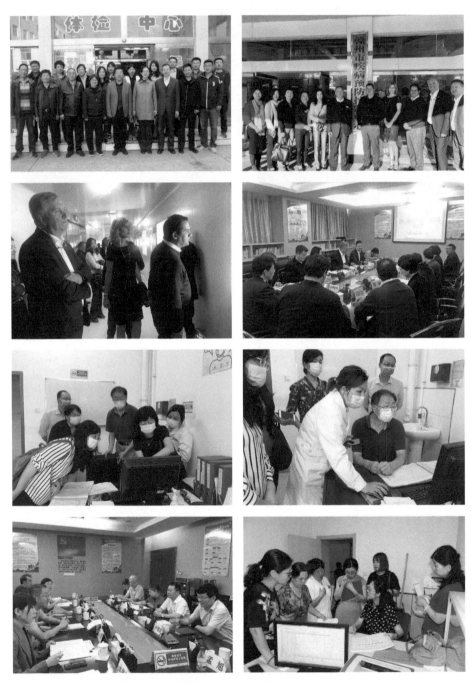

图 3-17　国家级技术督导现场情况（续）

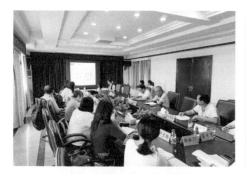
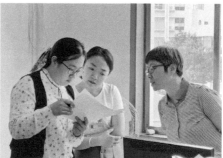
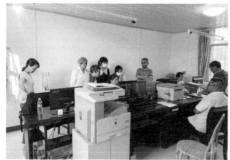
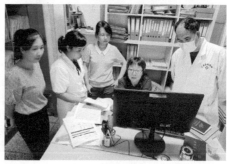
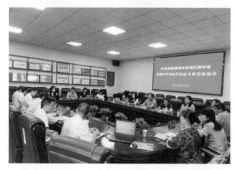
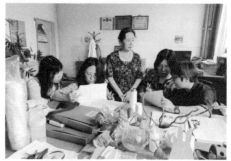
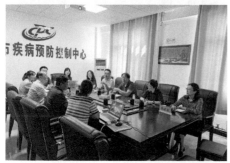
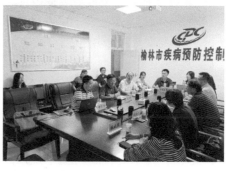

图 3-17 国家级技术督导现场情况（续）

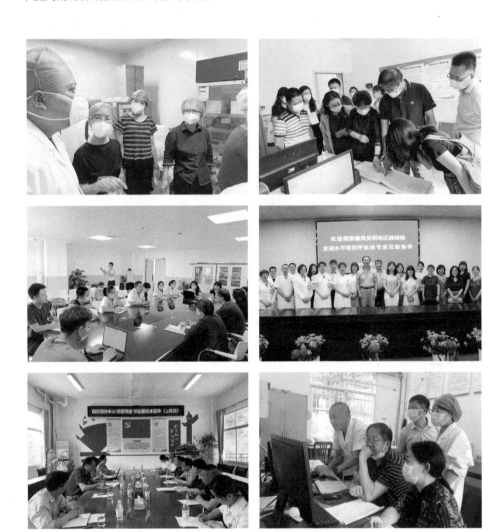

图 3-17　国家级技术督导现场情况（续）

　　省级项目工作组按项目计划逐年完成对地市级工作督导，共 21次；地市级项目工作组按计划完成对县区级的工作督导（图 3-18），共 28 次。

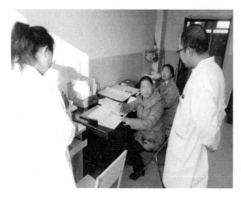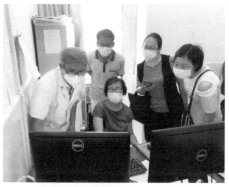

图 3-18　省和地市级技术督导现场情况

（2）例会：为提高项目实施质量，从 2020 年 1 月开始，国家级项目工作组每月召开一次项目例会，了解项目地区的工作进展，分析和解决存在的问题，保证项目实施质量（表 3-5，图 3-19）。

表 3-5　探索提高贫困地区肺结核发现水平项目例会开展情况

项目年度	次数	日期	主要内容
第一年	11	2019/01/22、2019/02/25、2019/03/21、2019/04/22、2019/05/13、2019/06/17、2019/07/15、2019/08/12、2019/09/19、2019/11/25	1. 对项目地区实施过程中遇到的问题进行讨论与技术指导。 2. 对项目每月报表进行分析。 3. 对项目的实施进行统筹（督导培训等）。 4. 部分县区定点医疗机构由结核病防治所 / 疾控调整为人民医院。
第二年	12	2019/12/18、2020/01/15、2020/02/20、2020/03/22、2020/04/21、2020/05/22、2020/06/22、2020/07/22、2020/08/24、2020/09/18、2020/10/26、2020/11/27	1. 第三年项目试剂各省应如何保障？ 2. 痰标本质量干预试点。 3. 县区向地市级定点医院送痰的探索。

项目年度	次数	日期	主要内容
第三年	12	2020/12/24、2021/03/04 2021/04/01、2021/04/26 2021/05/31、2021/06/30 2021/07/29、2021/08/25 2021/09/26、2021/10/22 2021/11/25、2021/12/29	项1. 项目的评估。 项2. 项目经验的总结。 项3. 项目重点文章的撰写。 项4. 项目数据库填报。

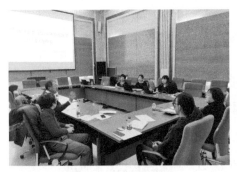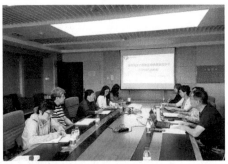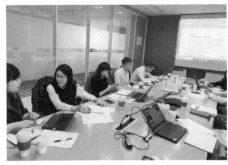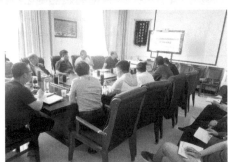

图3-19　项目例会现场

5. **会议与交流**　项目实施过程中，国家级项目工作组在杭州召开了分子生物学技术定价和纳入医保报销的经验交流会，邀请其他工作较为先进的地区专家介绍分子生物学检测技术定价涉及的各个具体部门，以及纳入医保报销的申报具体流程，组织三个项目地区的结核病防治人员进行交流，促进项目地区借鉴工作经验和方法，确保项目按照既定目标与进度顺利执行。

与此同时，国家级项目工作组在项目第一年和第二年组织召开了总结会，邀请项目相关方参加会议，总结项目一年的经验，制订项目下一年的工作计划和布置具体的实施任务，并以简报的形式对项目的阶段性工作进展进行总结和交流（表3-6，图3-20）。

表 3-6　探索提高欠发达地区肺结核发现水平项目会议与交流情况

会议类型	会议内容	会议时间	地点	参会人员
政策开发与经验交流会	分子生物学技术定价和纳入医保经验交流会（图3-21）	2019/04/17—2019/04/19	杭州	吉林、浙江、山东专家及项目地区省市代表
第一年总结会	项目工作进展及下一年工作计划、任务（图3-22，图3-23）	2019/10/21—2019/10/23	北京	国家卫生健康委员会、国际交流中心、中国疾病预防控制中心、强生（中国）公司、赛沛（中国）公司、盖茨基金会、世界卫生组织驻华处、FHI360、资深专家以及项目地区代表
第二年总结会	项目工作进展及下一年工作计划、任务（图3-24～图3-26）	2020/10/30	北京	国家卫生健康委员会、国际交流中心、中国疾病预防控制中心、强生（中国）公司、赛沛（中国）公司、资深专家以及项目地区代表

探索提高贫困地区肺结核
发现水平项目

简　报

第 1 期（总第 1 期）

国家卫生健康委国际交流与合作中心对外联络与合作部
中国疾控预防控制中心结核病预防控制中心　　2019 年 3 月 4 日

● **项目简介**

　　探索提高贫困地区肺结核发现水平项目是在"国家卫生健康委国际交流与中心—强生战略合作伙伴计划"（以下简称"战略合作伙伴计划"）下展开的公益性公共卫生项目。"战略合作伙伴计划"始于 1995 年，最新一轮战略合作伙伴计划意向书于 2018 年 7 月在北京签署，计划在今后 3 年继续致力于支持卫生健康领域的公益事业，推进健康中国建设。

图 3-20　项目简报

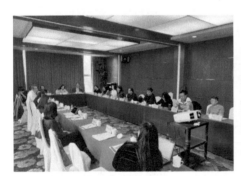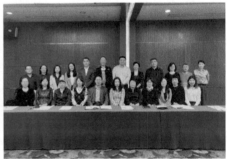

图 3-21　政策开发与经验交流会现场和参会人员合影

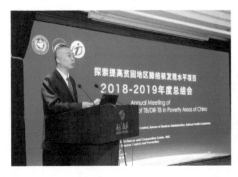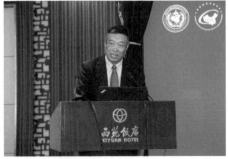

图 3-22　项目第一年总结会发言嘉宾

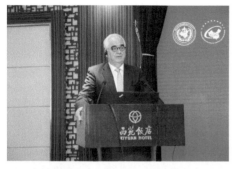
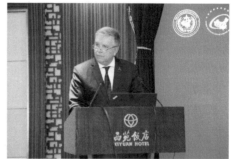
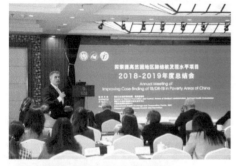
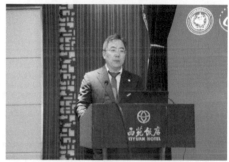
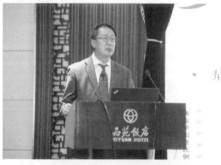
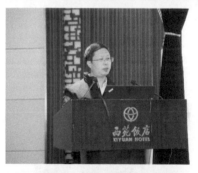

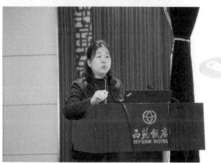
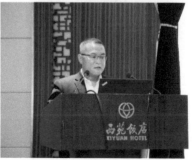

图 3-22　项目第一年总结会发言嘉宾（续）

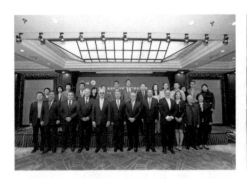
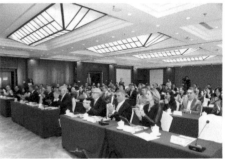

图 3-23　第一年总结会参会人员合影和参会现场情况

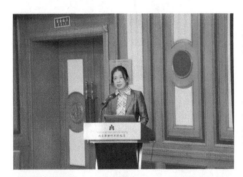
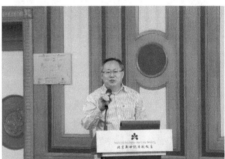
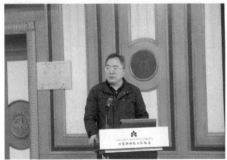
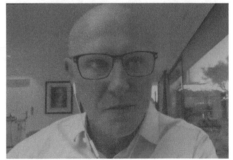

图 3-24　第二年总结会发言嘉宾

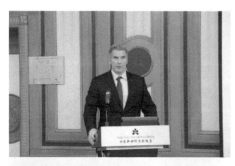
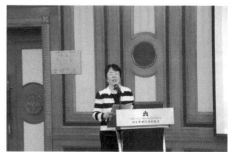
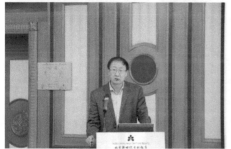
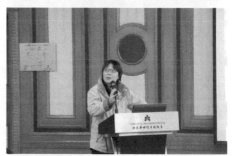

图 3-24　第二年总结会发言嘉宾（续）

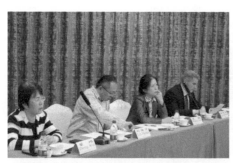
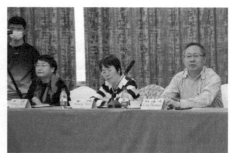
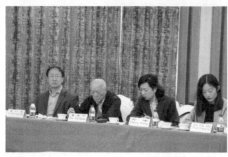
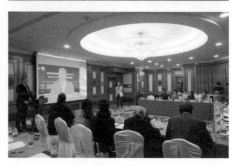

图 3-25　第二年总结会现场

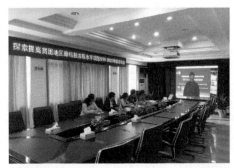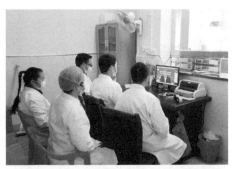
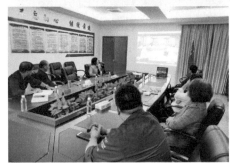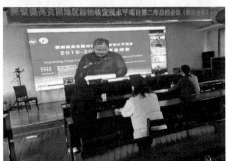
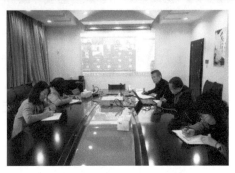

图 3-26　项目地区线上参加第二年总结会

6. 经费管理　项目 3 年共投入人民币近 600 万元、2 年免费检测试剂 18 400 人份。项目第 3 年免费检测试剂由国家和地方财政提供，近 9 000 人份。

🔍（三）项目实施结果

1. 项目地区县区级实验室半巢式 PCR 常规使用情况　项目实施前，赣州市所辖 18 个县（区）级结核病防治机构实验室均配备了半巢式 PCR 检测设备，但仅 7 个县区（38.9%）常规开展半巢式 PCR 检测工作。项目实施后，赣州市所辖县区全部常规开展半巢式 PCR 检测工作。临汾市 2 个项目县和榆林市 2 个项目县则尚未配备半巢式 PCR 检测设备。项目实施后，临汾市和榆林市根据实际情况，在地市级定点医院配备了半巢式 PCR 检测设备并常规开展检测工作（表 3-7）。

表 3-7　赣州地区项目实施前后使用半巢式 PCR 的实验室情况

项目时间	区县数 / 个	常规使用半巢式 PCR 的区县数 / 个	半巢式 PCR 设备使用率 /%
2016	18	7	38.9
2017	18	7	38.9
2018	18	7	38.9
实施前年平均	18	7	38.9
项目第一年	18	18	100.0
项目第二年	18	18	100.0
项目第三年	18	18	100.0
实施期间年平均	18	18	100.0

2. 疑似肺结核患者半巢式 PCR 检测及检出情况　项目期间，项目地区疑似肺结核患者半巢式 PCR 检测率逐年上升，赣州市从项目第一年的 82.29% 增加至项目第三年的 98.61%；榆林市从项目

第一年的 56.76% 增加至项目第三年的 80.65%；临汾市从项目第一年无半巢式 PCR 设备增加至项目第三年的 97.37%。

项目期间，疑似肺结核患者半巢式 PCR 检出结核分枝杆菌的比例比涂片有明显提高，赣州市提高了 10.24 个百分点；临汾市提高了 47.48 个百分点；榆林市提高了 27.00 个百分点（表 3-8 ～ 表 3-13）。

表 3-8　赣州地区项目期间疑似肺结核患者半巢式 PCR 检测情况

项目时间	疑似肺结核患者数 / 人	其中半巢式 PCR 检测患者数（百分比）/ 人（%）	检出结核分枝杆菌患者数 / 人	检出率 /%
项目第一年	7 482	6 157（82.29）	2 525	41.01
项目第二年	6 254	5 758（92.07）	2 603	45.21
项目第三年	7 003	6 906（98.61）	2 989	43.28
项目期间年平均	6 913	6 274（90.76）	2 706	43.13

注：项目期间年平均人数值进行过取整数修约。

表 3-9　赣州地区项目期间疑似肺结核患者涂片检测情况

项目时间	疑似肺结核患者数 / 人	其中涂片检查患者数（百分比）/ 人（%）	涂阳患者数 / 人	检出率 /%
项目第一年	7 482	7 482（100.00）	2 368	31.65
项目第二年	6 254	6 254（100.00）	2 105	33.66
项目第三年	7 003	7 003（100.00）	2 349	33.54
项目期间年平均	6 913	6 913（100.00）	2 274	32.89

表 3-10　临汾地区项目期间疑似肺结核患者半巢式 PCR 检测情况

项目时间	疑似肺结核患者数 / 人	其中半巢式 PCR 检测患者数（百分比）/ 人（%）	检出结核分枝杆菌患者数 / 人	检出率 /%
项目第一年	110	—	—	—
项目第二年	107	82（76.64）	37	45.12
项目第三年	76	74（97.37）	28	37.84
项目期间年平均	98	52（53.24）	33	62.50

注：临汾地区第一年无半巢式 PCR 检测设备，故平均值为第二和第三年的平均值结果；患者数百分比可能不等，项目期间年平均人数值进行过取整数修约。

表 3-11　临汾地区项目期间疑似肺结核患者涂片检测情况

项目时间	疑似肺结核患者数 / 人	其中涂片检查患者数（百分比）/ 人（%）	涂阳患者数 / 人	检出率 /%
项目第一年	110	110（100.00）	11	10.00
项目第二年	107	107（100.00）	23	21.50
项目第三年	76	76（100.00）	10	13.16
项目期间年平均	98	98（100.00）	15	15.02

注：患者数百分比可能不等，项目期间年平均人数值进行过取整数修约。

表 3-12　榆林地区项目期间疑似肺结核患者半巢式 PCR 检测情况

项目时间	疑似肺结核患者数 / 人	其中半巢式 PCR 检测患者数（百分比）/ 人（%）	检出结核分枝杆菌患者数 / 人	检出率 /%
项目第一年	148	84（56.76）	42	50.00
项目第二年	132	110（83.33）	54	49.09

项目时间	疑似肺结核患者数/人	其中半巢式 PCR 检测患者数（百分比）/人（%）	检出结核分枝杆菌患者数/人	检出率/%
项目第三年	155	125（80.65）	40	32.00
项目期间年平均	145	106（73.33）	45	42.63

注：患者数百分比可能不等，项目期间年平均人数值进行过取整数修约。

表 3-13　榆林地区项目期间疑似肺结核患者涂片检测情况

项目时间	疑似肺结核患者数/人	其中涂片检查患者数（百分比）/人（%）	涂阳患者数/人	检出率/%
项目第一年	148	148（100.00）	20	13.51
项目第二年	132	132（100.00）	26	19.70
项目第三年	155	155（100.00）	22	14.19
项目期间年平均	145	145（100.00）	23	15.63

注：检出率可能不等，项目期间年平均人数值进行过取整数修约。

3. 涂阴肺结核患者半巢式 PCR 检测情况　赣州市项目实施前主要对涂阳患者开展了半巢式 PCR 检测，其目的主要是为了进行利福平耐药检测。仅对很少一部分涂阴患者进行了半巢式 PCR 检测，检查比例平均为 12.43%，检出结核分枝杆菌患者仅占涂阴患者的 3.86%。项目期间，赣州市对涂阴患者大幅提高了半巢式 PCR 的检测比例，平均为 82.44%，检出结核分枝杆菌患者占涂阴患者的 22.03%（表 3-14）。

表 3-14　赣州市涂阴患者半巢式 PCR 检测情况

项目时间	涂阴患者数 / 人	其中半巢式 PCR 检测患者数(百分比)/ 人(%)	半巢式 PCR 检出结核分枝杆菌数 / 人	检出率 /%	占涂阴患者比例 /%
2016	3 749	187(4.99)	35	18.72	0.93
2017	4 100	495(12.07)	138	27.88	3.37
2018	3 808	767(20.14)	277	36.11	7.27
实施前年均	3 886	483(12.43)	150	31.06	3.86
项目第一年	3 633	2 865(78.86)	662	23.11	18.22
项目第二年	2 945	2 558(86.86)	787	30.77	26.72
实施后年均	3 289	2 712(82.44)	725	26.72	22.03

注：项目期间实施前后的年平均患者数值进行过取整数修约。

临汾市项目实施前和项目第一年尚不具备开展半巢式 PCR 检测能力，项目第二年和第三年通过与省疾病预防控制中心沟通，给临汾市第三人民医院配备了半巢式 PCR 设备和免费试剂并开展半巢式 PCR 检测。实施期间，项目第二年的半巢式 PCR 检测实施结果为涂阴患者半巢式 PCR 的检测比例达到 73.58%，检出结核分枝杆菌患者占涂阴患者的比例达到 35.85%（表 3-15）。

表 3-15　临汾市涂阴患者半巢式 PCR 检测情况

项目时间	涂阴患者数 / 人	其中半巢式PCR检测患者数(百分比)/ 人(%)	半巢式 PCR 检出结核分枝杆菌数 / 人	检出率 /%	占涂阴患者比例 /%
2016	47	—	—	—	—

项目时间	涂阴患者数/人	其中半巢式PCR检测患者数(百分比)/人(%)	半巢式PCR检出结核分枝杆菌数/人	检出率/%	占涂阴患者比例/%
2017	48	—	—	—	—
2018	45	—	—	—	—
实施前年均	47	—	—	—	—
项目第一年	57	—	—	—	—
项目第二年	53	39(73.58)	19	48.72	35.85
实施后年均	53	39(73.58)	19	48.72	35.85

注：临汾市在项目第一年和项目实施前不具备开展半巢式PCR检测能力，故实施后平均值为项目第二年结果。

榆林市项目实施前配备了半巢式PCR设备，但尚未常规开展检查工作。项目开展后，在项目的支持下开展了半巢式PCR的常规检查工作。涂阴患者半巢式PCR的检测比例从实施前的0提高到了实施后的53.06%，检出结核分枝杆菌患者占涂阴患者的比例也从0增加到28.26%（表3-16）。

表3-16　榆林市涂阴患者半巢式PCR检测情况

项目时间	涂阴患者数/人	其中半巢式PCR检查患者数(百分比)/人(%)	半巢式PCR检出结核分枝杆菌数/人	检出率/%	占涂阴患者比例/%
2016	88	0(0.00)	0	0.00	0.00
2017	99	0(0.00)	0	0.00	0.00
2018	74	0(0.00)	0	0.00	0.00
实施前年均	87	0(0.00)	0	0.00	0.00

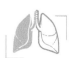

续表

项目时间	涂阴患者数 / 人	其中半巢式PCR检查患者数(百分比)/ 人 (%)	半巢式PCR检出结核分枝杆菌数 / 人	检出率 /%	占涂阴患者比例 /%
项目第一年	96	43(44.79)	22	51.16	22.92
项目第二年	88	55(62.50)	30	54.55	34.09
实施后年均	92	49(53.26)	26	53.06	28.26

4. 肺结核患者病原学阳性比例 项目实施后,项目地区肺结核患者中病原学阳性比例明显提高。赣州市肺结核患者中病原学阳性比例从项目前的 46.13% 提高到实施期间的 58.59%;临汾市肺结核患者中病原学阳性患者比例从 24.73% 提高到 46.80%;榆林市肺结核患者中病原学阳性患者比例从 10.60% 提高到 45.37%(表3-17 ~ 表 3-19)。

表 3-17 赣州地区项目实施前后肺结核患者中病原学阳性的比例

项目时间	肺结核患者数 / 人	病原学阳性数 / 人	病原学阳性率 /%
2016	7 074	3 360	47.50
2017	7 201	3 239	44.98
2018	6 528	2 997	45.91
实施前年平均	6 934	3 199	46.13
项目第一年	6 100	3 129	51.30
项目第二年	5 396	3 238	60.01
项目第三年	4 738	3 145	66.38
实施期间年平均	5 411	3 171	58.59

注:阳性率可能不等,项目实施前后的年平均患者数值进行过取整数修约。

表 3-18　临汾地区项目实施前后肺结核患者中病原学阳性的比例

项目时间	肺结核患者数 / 人	病原学阳性数 / 人	其中地市级定点医院发现病原学阳性数 / 人	肺结核中病原学阳性率 /%
2016	59	12	—	20.34
2017	64	16	—	25.00
2018	63	18	—	28.57
实施前年平均	62	15	—	24.73
项目第一年	68	22	16	32.35
项目第二年	77	43	33	55.84
项目第三年	58	30	27	51.72
实施期间年平均	68	32	25	46.80

注：阳性率可能不等，是因为项目实施前后的年平均患者数值进行过取整数修约。

表 3-19　榆林地区项目实施前后肺结核患者中病原学阳性的比例

项目时间	肺结核患者数 / 人	病原学阳性数 / 人	病原学阳性率 /%
2016	97	9	9.28
2017	103	4	3.88
2018	83	17	20.48
实施前年平均	94	10	10.60
项目第一年	123	49	39.84
项目第二年	117	59	50.43
项目第三年	95	44	46.32
实施期间年平均	112	51	45.37

5. 病原学阳性肺结核患者耐药筛查及利福平耐药发现情况

项目实施后，由于半巢式 PCR 的广泛应用，病原学阳性患者利福平耐药筛查率大幅度提高，发现了更多的利福平耐药患者。赣州市病原学阳性患者利福平耐药筛查率从实施前的 48.41% 提高到实施期间的 96.83%，其中 99% 使用了半巢式 PCR 的快速检测方法，发现的利福平耐药患者从实施前每年平均 95 例提高到实施后每年平均 142 例，增幅平均达到 49.47%（见表 3-20）。临汾市自项目第二年以来，耐药筛查率从实施前 21.74% 提高到实施期间的 89.04%，其中 100% 使用了半巢式 PCR 的快速检测方法，发现的利福平耐药患者从实施前 3 年累计仅为 1 例提高到实施后 3 年累计 3 例（见表 3-21）。榆林市耐药筛查率从实施前的 16.67% 提高到实施期间的 89.47%，其中 100% 使用了半巢式 PCR 的快速检测方法，发现的利福平耐药患者从实施前 3 年累计仅为 2 例提高到实施后 3 年累计 13 例（表 3-22）。

表 3-20　赣州市项目实施前后病原学阳性患者耐药筛查情况

项目时间	病原学阳性患者 / 人	开展药敏试验患者 / 人	筛查率 /%	其中快速药敏患者数（百分比）/ 人（%）	其中传统药敏患者数（百分比）/ 人（%）	利福平耐药患者数 / 人
2016	3 360	1 178	35.06	1 163（98.73）	15（1.27）	84
2017	3 239	1 396	43.10	1 338（95.85）	58（4.15）	86
2018	2 997	2 071	69.10	1 989（96.04）	82（3.96）	116
实施前年平均	3 199	1 548	48.41	1 497（96.66）	52（3.34）	95
项目第一年	3 129	2 877	91.94	2 873（99.86）	4（0.14）	157

续表

项目时间	病原学阳性患者/人	开展药敏试验患者/人	筛查率/%	其中快速药敏患者数（百分比）/人（%）	其中传统药敏患者数（百分比）/人（%）	利福平耐药患者数/人
项目第二年	3 238	3 204	98.95	3 188（99.50）	16（0.50）	127
项目第三年	3 145	3 129	99.49	3 129（100.00）	0（0.00）	142
实施期间年平均	3 171	3 070	96.83	3 063（99.78）	7（0.22）	142

注：百分比可能不等，是因为项目实施前后的年平均患者数值进行过取整数修约。

表 3-21　临汾市项目实施前后病原学阳性患者耐药筛查情况

项目时间	病原学阳性患者/人	开展药敏试验患者/人	筛查率/%	其中快速药敏患者数（百分比）/人（%）	其中传统药敏患者数（百分比）/人（%）	利福平耐药患者数/人
2016	12	0	0.00	0（0.00）	0（0.00）	0
2017	16	2	12.50	1（50.00）	1（50.00）	1
2018	18	8	44.44	8（100.00）	0（0.00）	0
实施前年平均	15	3	21.74	3（90.00）	0.3（10.00）	0.3
项目第一年	22	11*	50.00	11（100.00）	0（0.00）	1
项目第二年	43	37	86.05	37（100.00）	0（0.00）	3
项目第三年	30	28	93.33	28（100.00）	0（0.00）	0
实施期间年平均	37	33	89.04	33（100.00）	0（0.00）	1.3

注：百分比可能不等，是因为项目实施前后的年平均患者数值进行过取整数修约。

*临汾市第一年采用熔解曲线进行利福平耐药检测，故实施期间年平均不包含项目第一年。

表 3-22　榆林市项目实施前后病原学阳性患者耐药筛查情况

项目时间	病原学阳性患者/人	开展药敏试验患者/人	筛查率/%	其中快速药敏患者数(百分比)/人(%)	其中传统药敏患者数(百分比)/人(%)	利福平耐药患者数/人
2016	9	0	0.00	0(0.00)	0(0.00)	0
2017	4	0	0.00	0(0.00)	0(0.00)	0
2018	17	5	29.41	5(100.00)	0(0.00)	2
实施前年平均	10	2	16.67	2(100.00)	0(0.00)	0.7
项目第一年	49	42	85.71	42(100.00)	0(0.00)	6
项目第二年	59	54	91.53	54(100.00)	0(0.00)	4
项目第三年	44	40	90.91	40(100.00)	0(0.00)	3
实施期间年平均	51	45	89.47	45(100.00)	0(0.00)	4.3

注：百分比可能不等，是因为项目实施前后的年平均患者数值进行过取整数修约。

6. 耐药肺结核患者诊断时间　从不同的检测方法来看，半巢式 PCR 检测大大缩短了项目地区利福平耐药的诊断延误时间。赣州市 426 例进行半巢式 PCR 检测的利福平耐药患者当天就可以获得耐药结果，所需中位时间为 0（0，3）天，远低于传统药敏试验通常所需的 2～3 个月时间。

7. 涂阴肺结核患者中利福平耐药发现情况

涂阴肺结核患者应用半巢式 PCR 检测后，相当比例的患者还可以检出结核分枝杆菌，对这些患者还可以检测利福平耐药性，从而提高涂阴肺结核患者利福平耐药的发现水平。项目实施期间，赣州市每年发现的利福平耐药患者中，有 15.14% 来自涂阴患者。临汾市发现的利福平耐药患者中，有 25.00% 来自涂阴患者。榆林市则有 40.00% 来自涂阴患者（表 3-23 ～表 3-25）。

表 3-23　赣州地区项目期间利福平耐药患者来源

项目时间	利福平 耐药发现数 / 人	其中来自涂阳人数 （百分比）/ 人（%）	其中来自涂阴人数 （百分比）/ 人（%）
项目第一年	157	139（88.54）	18（11.46）
项目第二年	127	102（80.31）	25（19.69）
实施期间年平均	142	121（84.86）	22（15.14）

注：涂阳人数百分比可能不等，是因为项目实施的年平均患者数值进行过取整数修约。

表 3-24　临汾地区项目期间利福平耐药患者来源

项目时间	利福平 耐药发现数 / 人	其中来自涂阳人数 （百分比）/ 人（%）	其中来自涂阴人数 （百分比）/ 人（%）
项目第一年	1	1（100.00）	0（0.00）
项目第二年	3	2（66.67）	1（33.33）
实施期间年平均	2	2（75.00）	1（25.00）

注：人数百分比可能不等，是因为项目实施的年平均患者数值进行过取整数修约。

表 3-25　榆林地区项目期间利福平耐药患者来源

项目时间	利福平 耐药发现数 / 人	其中来自涂阳人数 （百分比）/ 人（%）	其中来自涂阴人数 （百分比）/ 人（%）
项目第一年	6	3（50.00）	3（50.00）
项目第二年	4	3（75.00）	1（25.00）
实施期间年平均	5	3（60.00）	2（40.00）

8. 利福平耐药肺结核患者纳入治疗情况　项目实施后，利福平耐药患者发现数大幅增加，并且大部分都接受了治疗。赣州市项

目期间累计发现利福平耐药患者 426 例，是实施前的 1.5 倍左右，纳入治疗率从实施前的 53.50% 提高到实施后的 63.03%。临汾市实施前累计 3 年仅发现 1 例利福平耐药患者，项目实施期间累计发现 4 例利福平耐药患者，除了第一年利用熔解曲线发现 1 例外，第二年和第三年利用半巢式 PCR 共发现了 3 例，发现的患者 100% 得到治疗。榆林市实施前仅发现 2 例患者，实施期间共发现了 13 例利福平耐药患者，其中 12 例患者得到了治疗，纳入治疗率为 92.31%（表 3-26 ~ 表 3-28）。

表 3-26 赣州地区项目实施前后利福平耐药肺结核患者纳入治疗情况

项目时间	利福平耐药发现数 / 人	纳入治疗数 / 人	纳入治疗率 /%
2016	84	31	36.90
2017	86	44	51.16
2018	116	78	67.24
实施前累计	286	153	53.50
项目第一年	157	93	59.24
项目第二年	127	86	67.72
项目第三年	142	Na*	Na
实施期间累计	426	179	63.03

*项目第三年纳入数据有待进一步收集，故实施期间累计纳入治疗率不包含第三年。

表 3-27 临汾地区项目实施前后利福平耐药肺结核患者纳入治疗情况

项目时间	利福平耐药发现数 / 人	纳入治疗数 / 人	纳入治疗率 /%
2016	0	0	0.00
2017	1	1	100.00

续表

项目时间	利福平耐药发现数 / 人	纳入治疗数 / 人	纳入治疗率 /%
2018	0	0	0.00
实施前累计	1	1	100.00
项目第一年	1	1	100.00
项目第二年	3	3	100.00
项目第三年	0	0	0.00
实施后累计	4	4	100.00

表 3-28　榆林地区项目实施前后利福平耐药肺结核患者纳入治疗情况

项目时间	利福平耐药发现数 / 人	纳入治疗数 / 人	纳入治疗率 /%
2016	0	0	0.00
2017	0	0	0.00
2018	2	2	100.00
实施前累计	2	2	100.00
项目第一年	6	5	83.33
项目第二年	4	4	100.00
项目第三年	3	3	100.00
实施后累计	13	12	92.31

9. 发挥地市级定点医院提高肺结核的发现水平作用　我国地市级结核病定点医院的职能定位是承担疑难、重症及耐药等相对复杂结核病的诊疗工作，为普通肺结核患者提供诊疗服务主要在县区级结核病定点医院实施。项目期间赣州市第五人民医院作为章贡区的普通结核病定点医院，同时又作为全市耐药结核病定点医院，对门诊就诊的全部章贡区疑似肺结核患者进行免费半巢式 PCR 检

查，对章贡区以外在赣州市第五人民医院住院的其他县区疑似肺结核患者进行免费半巢式 PCR 检查，并将检查结果及时反馈到患者所在的区县结核病防治机构。

研究显示，2019—2020 年赣州市第五人民医院确诊的活动性肺结核患者数、病原学阳性肺结核患者数分别占全市的 36.3% 和 29.6%；2020 年发现的活动性肺结核患者数、病原学阳性肺结核患者数在全市占比均高于 2019 年，显示了地市级定点医院肺结核患者发现工作的重要性（表 3-29）。

表 3-29　赣州市第五人民医院确诊的肺结核患者在全市的占比情况

年度	活动性肺结核			病原学阳性肺结核		
	赣州市患者数 / 例	市五院确诊的患者数 / 例	占比 /%	赣州市患者数 / 例	市五院确诊的患者数 / 例	占比 /%
2019	5 790	1 945	33.6	2 946	794	27.0
2020	4 718	1 873	39.7	2 810	907	32.3
合计	10 508	3 818	36.3	5 756	1 701	29.6

10. 留痰干预分析　选取赣州市赣县区、南康区、于都县、会昌县、寻乌县 5 个县（区），开展了痰标本留取质量干预的试点研究。以 2020 年 3—7 月诊断的 771 例初诊肺结核患者作为干预前基线；对 2020 年 8—12 月诊断的 645 例初诊肺结核患者进行干预，具体干预措施为由护士进行现场指导患者留取痰标本，对无痰者给予辅助留痰干预措施（吸入热蒸气、爬楼梯或走动、叩背、雾化吸入等）帮助留痰（图 3-27）。结果如下：

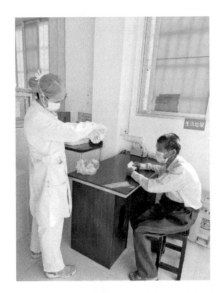

图 3-27　指导患者留取合格的痰标本

（1）干预后肺结核患者病原学阳性率明显提高：干预后病原学阳性检出率为 64.3%，明显高于对照组病原学阳性检出率（53.7%）。各县（区）干预后患者病原学阳性检出率均较对照组时有提高（表 3-30）。

表 3-30　对照组和干预组肺结核患者病原学阳性检出率的比较

地区	对照组			干预组		
	患者例数 / 例	病原学阳性例数 / 例	检出率 /%	患者例数 / 例	病原学阳性例数 / 例	检出率 /%
赣县区	64	37	57.8	51	43	84.3
南康区	173	123	71.1	165	122	73.9
于都县	302	155	51.3	263	173	65.8
会昌县	178	64	36.0	138	57	41.3
寻乌县	54	35	64.8	28	20	71.4
合计	771	414	53.7	645	415	64.3

（2）即时痰留痰干预采取的不同留痰方式：即时痰留取以患者直接留痰为主，占 77.0%，显示了如能对患者进行有针对性的留痰指导，绝大多数患者可以留取合格痰标本。在各项辅助留痰干预措施中，吸入热蒸气、爬楼梯或走动和叩背辅助应用最多，分别占 10.2%、4.7%、4.7%；尚有 3.5% 的患者进行了雾化吸入，雾化吸入属于无创性检查，相比行纤维支气管镜进行肺泡灌洗采集标本更安全、便宜，易于被患者接受，县区级定点医院对于无痰的肺结核患者，可以应用雾化吸入引痰技术进行痰液采集（图 3-28）。

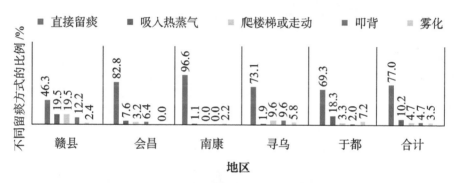

图 3-28　各县（区）即时痰干预采取的留痰方式使用情况

11. **老年人肺结核主动筛查**　65 岁及以上老年人的主动筛查工作，项目第一年分别在赣州市石城县朱坑乡和于都县祁禄山镇开展，项目第二年分别在石城县丰山乡、于都县桥头乡和赣县区白鹭乡开展。

项目期间，65 岁及以上常住居民应筛查人口 4 229 人，接受结核病可疑症状筛查 4 159 人，筛查率为 98.34%，达到了项目原定 85% 的质控要求。发现肺结核可疑症状者 338 人，其中拍片检查 319 人，拍片率为 94.38%，达到了项目原定 90% 的质控要求。接受筛查的老年人中，共发现 4 例肺结核，检出率为 96.18/10 万，每发现 1 例肺结核需要筛查约 1 040 位老年人。由于赣州地区交通相对便利，老年人就诊意识较强，老年人主动筛查对于提高当地肺结核发现的贡献有限（表 3-31、图 3-29）。

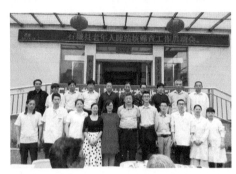
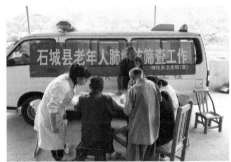
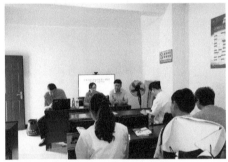
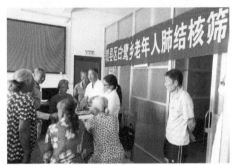
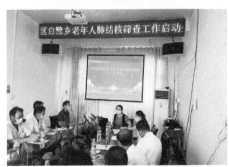
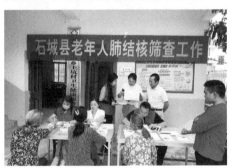

图 3-29　老年人肺结核筛查工作启动和现场情况

表 3-31　赣州市项目地区老年人主动筛查情况

乡镇名称	老年人口数 / 人	接受症状筛查老年人口数 / 人	筛查率 /%	肺结核可疑症状者数 / 人	其中拍摄胸部X线人数 / 人	拍片率 /%	检出肺结核患者数 / 人
石城县珠坑乡	606	556	91.75	91	85	93.41	2
石城县丰山乡	956	956	100.00	103	95	92.23	0
于都县祁禄山镇	580	580	100.00	34	31	91.18	1
于都县桥头乡	1 362	1 362	100.00	47	45	95.74	0
赣县区白鹭乡	725	705	97.24	63	63	100.00	1
合计	4 229	4 159	98.34	338	319	94.38	4

12. 典型县项目实施后病原学阳性高和低的原因分析　根据项目期间 2020 年的月报数据，选择肺结核病原学阳性率较高的 A 县（80%）和 B 县（63%），肺结核病原学阳性率相对较低的 C 县（38%）和 D 县（51%）进行现场调查评估。复核了 4 个县 2020 年肺结核疫情及涂阴肺结核临床诊断的数据（表 3-33），发现 4 个县并没有明显的涂阴肺结核过度诊疗情况（表 3-32、表 3-33）。

表 3-32　2020 年典型县基本情况表

项目县	人口数 / 万人	肺结核患者数 / 人	病原学阳性患者数 / 人	病原学阳性率 /%
A 县	27	181	145	80.11
B 县	26	126	80	63.49
C 县	45	358	135	37.71
D 县	90	760	385	50.66

表 3-33　2020 年典型县抽查涂阴肺结核诊断复核和过度诊疗情况

县名	复核例数 / 例	过诊例数 / 例	过诊率 /%
A 县	5	0	0
B 县	5	0	0
C 县	15	0	0
D 县	20	0	0
总计	45	0	0

A 县政府高度重视结核病工作，成立了项目领导小组，政府投入较多。县结核病防治所和人民医院对接工作流程完善，使县人民医院初诊的疑似肺结核患者都能按项目要求进行半巢式 PCR 检测。

B 县政府重视结核病防治工作，由县人民医院负责结核病诊治，设立了单独的结核门诊。县疾病预防控制中心与人民医院职责分工明确，将半巢式 PCR 设备转借给县人民医院开展快速检测，同时结合中央转移支付经费，建立试剂和痰标本运送经费保障机制，相互配合，按照项目实施方案认真落实，使患者发现率和病原学阳性率有了明显提高。

C 县肺结核病原学阳性率处于全市较低水平。主要原因为，大部分患者先到县人民医院就诊，而县人民医院没有半巢式 PCR 设备，只能做痰涂片检查。县疾病预防控制中心配备了半巢式 PCR 设备，但县疾病预防控制中心和县人民医院的痰标本转送机制不够完善，许多患者就诊时没有及时留取痰标本进行半巢式 PCR 检测，影响了病原学阳性肺结核的发现。

D 县在项目开展初期，存在着就诊患者地市向下转诊和县人民医院同级转诊不够完善的问题。项目开展后，逐步建立了医防合作机制，实现了"双向转诊"，肺结核病原学阳性率逐步上升。

13. 发挥区域结核病实验室作用的探索

项目地区山西省临汾市第三人民医院为临汾市市级结核病定点医院，也是市府所在地尧都区的结核病定点医院，承担全市耐药结核病诊治、尧都区结核病诊治职责。临汾市所辖的大宁县及永和县是项目覆盖的 2 个县，人口少，分别为 6.68 万和 6.58 万，每年肺结核患者约为 30 例。2 个县距离临汾市第三人民医院车程约为 1～2 小时。如果专门配备分子生物学耐药检测设备，则存在资源利用效率不高问题。

项目研究发现，2019—2020 年 2 个县共发现活动性患者 167 例，其中 82 例为市级诊断，市级诊断比例占 49.1%。发现 63 例病原学阳性患者，其中 41 例为市级诊断，市级诊断比例占 65.1%。

与 2 个县卫生行政部门、县定点医院、县疾病预防控制中心座谈后发现，县级就诊患者少，由县级送菌株或痰标本去市级医院是可行的；若县级开展耐药检测，由于患者少，试剂数量难以合理确定，易发生过期和浪费。

14. 新设立结核病诊疗机构地区的患者发现探索

项目覆盖的榆林市清涧县和子洲县在项目开始之前，刚刚在县人民医院开展结核病诊疗工作，2 个县的肺结核患者主要就诊于异地。项目期间登记肺结核患者 434 例，其中在本县首诊患者 69 例，外诊患者 365 例，外诊构成比为 84.10%。提示这些地区要建立异地转诊机制，在此基础上对转诊未到位的异地就诊患者做好追踪工作，提高这些患者的发现、登记和治疗管理。

15. 可持续性发展分析

（1）半巢式 PCR 检测技术定价和纳入医保的探索：为了积极推动半巢式 PCR 检测技术定价和纳入当地医保报销的范围，在项目实施的第一年，召开了关于半巢式 PCR 检测技术定价和纳入医保报销的经验交流会。特别邀请浙江省、吉林省、山东省潍坊市等已经开展半巢式 PCR 检测收费和报销的地方工作人员，进行了半巢式 PCR 检测技术收费定价以及如何纳入医保报销目录的经验介绍。之后项目地区积极推动这项工作。目前参照套价收费，还没有将半巢式 PCR 纳入医保报销目录。

（2）半巢式 PCR 检测技术由国家和地方财政提供免费检测的探索：为了保证项目结束后的可持续发展，在项目第三年，不再由项目提供试剂，改由国家重大公共卫生项目结核病控制项目和省级专项经费提供试剂，开展免费分子生物学耐药筛查。赣州市提供试剂 8 350 人份，临汾市提供 500 人份，榆林市 100 人份，开展免费筛查，项目第三年疑似肺结核患者免费筛查率达到 95% 左右。

项目期间，对定点医院开展免费检测的工作，利用项目经费给予 50 元的成本补贴。与相关临床医生和实验室人员座谈发现，给予定点医院 50 ~ 100 元的补助，能够满足医院的水电和人力成本支出。因此，对疑似肺结核患者开展免费分子生物学耐药检测，需要国家和地方财政提供免费的试剂以及医院用于检测的水电、人力成本补助。

16. 对地方结核病防治政策的推动　项目的开展除了促进地方政府加大投入以外，还促进当地提高了耐药结核病患者的医保报销比例。如赣州市结核病门诊报销比例从原来的 60% 提高到城乡居民报销 70%，城镇职工医保报销 80%。陕西特药目录中贝达喹啉作为国家谈判药品，门诊居民报销 60% 左右，职工报销 70%。江西省、山西省贝达喹啉属于特药目录，能报销 55%。

四、 主要成就与经验

项目的实施取得了很好的成效，得到了项目各方的高度肯定和认可。项目实施过程中，不仅将分子生物学技术（半巢式 PCR）和传统药敏试验结合，建立了肺结核和耐药肺结核诊断流程；而且探索了对疑似肺结核开展分子生物学免费检测可持续的保障机制和工作机制。

（一）制定了肺结核和耐药肺结核诊断流程

县级结核病定点医疗机构对就诊的肺结核可疑症状者进行胸部影像学和痰涂片（不能开展痰涂片检查的医疗机构只做胸部影像学检查）检查，对疑似肺结核患者留取合格痰标本进行半巢式 PCR 检测。若患者利福平敏感，则可采用一线抗结核药物治疗。若患者利福平耐药，则需判断其是否为利福平耐药肺结核高危人群。如为高危人群，则诊断为利福平耐药；如非高危人群（初治肺结核患者），则采集另一份痰标本，以同样技术重复检测，并以第二次利福平药敏检测结果为最终诊断结果。对于利福平耐药患者，送痰标本到地市级疾病预防控制中心／结核病定点医疗机构进行氟喹诺酮类药物等其他二线抗结核药物的传统药敏试验，以便制订精准的化疗方案。具体流程参见图 3-30。

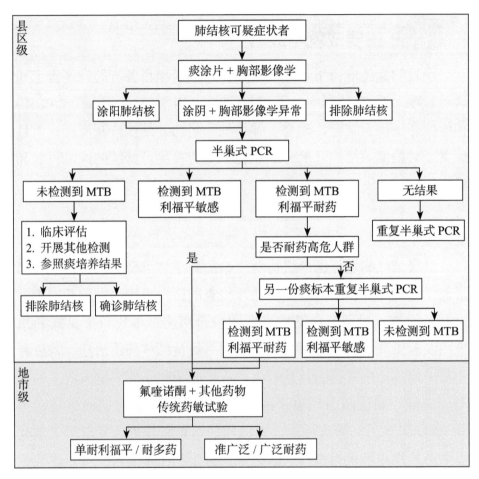

图 3-30 肺结核和耐药肺结核诊断流程

在门诊，建立了医生、护士、实验室等三方的留痰流程和机制。临床医生对每例疑似肺结核患者开具检验单，门诊护士现场指导患者采用正确留痰方法留取痰标本，送到实验室进行检验。如果患者不能自主留痰，则护士应帮助患者采用辅助留痰方法，以留取合格痰标本。

（三）加强了临床和实验室的能力建设

通过实施方案培训，临床医生和实验室人员掌握了结核病和耐药结核病的诊断流程，以及在诊断流程中需要注意的各个环节和事项。项目期间，利用各种资源，对项目地市的结核病临床医生，开展了结核病规范诊断治疗的系统培训，提高了临床医生的结核病诊治能力。此外，部分项目地区（如子洲县和赣县区等）设立了单独的结核病门诊，安排了专职的结核病临床医生加强结核病防治工作。

（四）探索了如何建立相应的保障机制和工作机制

1. 保障机制　为了最大限度发现肺结核和耐药肺结核患者，必须对疑似肺结核患者开展分子生物学耐药检测，但目前分子生物学耐药检测费用高（600～800元／次），基本上由患者自付，患者难以承担。由于通过医保来报销耐药检测费用的难度较大，因此我国自2014年起由国家重大公共卫生项目结核病控制项目和部分地方财政提供耐药筛查和购置实验室新诊断技术设备的经费。但这部分经费仍存在不足，尤其经济欠发达的中西部地区的经费缺口更大，以致目前我国分子生物学耐药检测技术推广应用不够。

因此，要对疑似肺结核患者开展免费分子生物学耐药检测，必须由国家和地方财政共同承担和保障，继续增加投入，以保障这项工作的可持续发展。

2. 工作机制　为了落实肺结核和耐药肺结核患者的发现工作，必须充分发挥医疗机构的诊疗优势和疾控机构的管理优势，建立工作机制。一是建立了地市级结核病定点医疗机构与县级结核病定点医疗机构合作机制，地市级结核病定点医疗机构及时将本单位分子生物学检测结果发给患者所在区县的结核病定点医疗机构，做好患者信息登记工作；二是建立了县级综合医疗机构与县级结核病定点医疗机构的合作机制，县级结核病定点医疗机构定期到综合医疗机构收集疑似肺结核患者痰标本进行分子生物学检测。三是发挥地市级疾病预防控制机构督导质控作用，地市级疾病预防控制机构每季度对结核病定点医疗机构免费开展的分子生物学检测工作等进行督导检查。

（五）积极发挥区域性结核病实验室的作用

对于人口少、结核病患者少的县（区）级地区，县级定点医疗机构没有配备成本高的分子生物学检测技术，可以通过与地市级结核病定点医疗机构建立合作，将疑似肺结核患者的痰标本运送到地市结核病定点医疗机构，进行分子生物学结核分枝杆菌和耐药性检测。

（六）发挥综合性医院在肺结核发现中的作用

通过典型县调查发现，肺结核疑似患者往往先就诊于综合性医院，建立综合性医院和结核病防治机构之间的合作机制关系，对就诊的疑似肺结核患者及时开展半巢式 PCR 免费检测，能够大幅度提高病原学阳性肺结核的发现。提示需要进一步研究综合性医院在肺结核发现中的作用。

（七）发挥地市级定点医院在肺结核发现中的作用

地市级结核病定点医院要对就诊的疑似肺结核患者在抗结核治疗之前，留取合格的痰标本，优先进行半巢式 PCR 检测，并且将检测的结果及时反馈给患者所在的区县结核病防治机构，做好登记报告工作。

(八) 新设立结核病诊疗机构的地区要建立异地转诊机制

新设立结核病诊疗机构的地区，往往诊治能力不强、影响力不够，患者通常就诊于外地。因此，这些地区要建立异地转诊机制，加强追踪工作，做好患者的属地化治疗管理。

(九) 项目产出丰富

1. 项目开发的耐药结核病诊断流程被纳入《中国结核病预防控制工作技术规范》（2020 年版）和《中国结核病防治工作技术指南》，要求全国各地参照执行和推广应用。此外，该诊断流程经过修改完善后，制订成了《利福平耐药肺结核诊断流程》，被列为中国防痨协会团体标准发布。

2. 项目在《中国防痨杂志》2021 年发表文章 8 篇（表 3-34），并在中国防痨大会 2021 年第 33 届学术大会上进行学术交流，受到了广泛好评。

表 3-34　项目文章产出一览表

序号	文章题目	第一作者单位	发表年月	杂志名称
1	利福平耐药肺结核诊断流程	中国疾病预防控制中心	2021/05	中国防痨协会团体标准
2	关于世界卫生组织广泛耐药结核病新定义的解读	中国疾病预防控制中心	2021/06	中国防痨杂志
3	《利福平耐药肺结核诊断流程》解读	中国疾病预防控制中心	2021/11	中国防痨杂志

序号	文章题目	第一作者单位	发表年月	杂志名称
4	合理使用包含新技术的诊断流程提高耐药肺结核的发现水平	中国疾病预防控制中心	2021/12	中国防痨杂志
5	痰标本留取质量干预对初诊肺结核患者病原学阳性检出率的影响	中国疾病预防控制中心	2021/12	中国防痨杂志
6	2019—2020年山西省临汾市结核病分子生物学核酸检测技术应用情况分析	山西省疾病预防控制中心	2021/12	中国防痨杂志
7	2019—2020年江西省赣州市利福平耐药肺结核流行特征分析	江西省赣州市疾病预防控制中心	2021/12	中国防痨杂志
8	陕西省经济欠发达地区肺结核患者就诊行为分析	陕西省结核病防治所	2021/12	中国防痨杂志